KB154305

현대인을 위한
기능의학 건강관리 20주제

현대인을 위한
기능의학 건강관리 20주제

초판 1쇄 2020년 12월 30일
초판 2쇄 2021년 1월 20일
초판 3쇄 2023년 1월 15일

지은이 최진석
펴낸이 황대연
발행처 설교자하우스
주소 경기 수원시 팔달구 권광로 276번길 45, 3층
전화 070. 8267. 2928
전자우편 1234@naver.com
등록 2014. 8. 6.

ISBN 979-11-955384-7-8
값은 뒷표지에 있습니다.

ⓒ 정창균 2020

이 도서의 국립중앙도서관 출판예정도서목록(CIP)은 서지정보유통지원시스템
홈페이지(http://seoji.nl.go.kr)와 국가자료종합목록 구축시스템(http://kolis-net.nl.go.kr)에서
이용하실 수 있습니다. (CIP제어번호 : 2020052654)

현 대 인 을 위 한

기능의학 건강관리

20

주제

최진석 원장 지음 | **김덕수** 박사 감수

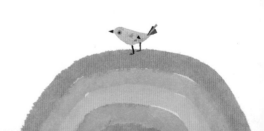

은총

2017년 2월에 나는 합동신학대학원대학교 총장에 취임하였다. 그리고 3-4개월 후 최진석 원장을 만났다. 그때는 우연이려니 했는데, 지내면서 보니 우연이 아니었다. 선하고 복되신 섭리요, 기적이요, 은총이었다.

나는 오랜 세월 늘 피로에 사로잡혀 질질 끌려 다니며 살았다. 목회할 때도, 교수를 하면서도 짓눌러오는 피로를 소위 "깡다구"로 맞서며 지내왔다. 최 원장을 만나 치료를 시작하고 3-4개월이 지나면서 내가 피로를 다스리고 있다는 생각이 들었다. 해가 지나며 보는 사람마다 내가 젊어지고 있다고 놀랐다. "총장 자리가 좋기는 좋은가 봐요"라며 농담을 하는 목사도 있었다. 최 원장은 나는 물론 내 아내까지 몸 상태와 건강을 세심하게 관리해준다. 소문과 스스로의 경험을 따라 지금은 전국에서 아주 많은 목회자들이 하동 골짜기의 이 조그만 시골 병원을 수시로 찾는다. 그들의 효과를 지켜본 그들의 교인들까지 찾아온다. 그가 운영하는 유튜브 "닥터 까막눈"에는 희귀한 치료 효과를 본 경우들이 환자와의 인터뷰 형식으로 즐비하게 올려져있다.

3년 전 나는 최진석 원장과 포항의 김덕수 원장을 우리학교 목회대학원 여름 상좌에 특강 강사로 초청하였다. 그 이듬해 내가 설립하여 이끌어온 설교자하우스 여름 캠프에 특강 강사로 다시 모셨다. 두 분은 똑같이 기능의학 치료를 하는 절친이다. 그때 두 분이 내건 특강의 제목이 이것이었다. "하나님이 주신 우리 몸속 100명의 의사" 의료인 최 원장의 치료철학은 이 한 마디에 들어있다. 몸 상태를 정상으로 돌려놓으면 나머지는 몸 스스로 치료하도록 하나님이 사람을 만드셨다는 철학이다. 그러므로 그의 치료의 핵심은 증상완화치료가 아니라, 몸의 정상상태 회복이다. 그리고 그의 의료행위의 저변을 받치고 있는 것은 그의 신앙이다.

최진석 원장은 기능의학 의사이다. 그는 놀라울 정도로

공부를 한다. 환자 한 사람의 병의 원인을 찾기 위하여 관련 논문들을 읽느라 3-4일 밤을 새우기도 한다. 종합 병원에서 불치 판정을 받은 내가 잘 아는 지인의 치료가능성과 사례들을 살펴보느라 2주 동안 3백편의 논문을 읽기도 하였다. 어느 때는 이전 병원에서 가져온 산더미 같은 환자의 진료기록부를 보자기에 싸들고 집에 가서 밤새워 그것을 분석하기도 한다.

　내가 최 원장에게 평생 잊지 못할 은인으로 고마워하고 사랑하는 또 다른 이유가 있다. 그는 진심으로 개혁신학을 사랑하고 개혁주의 신앙으로 살려고 애쓰는 신앙인이기 때문이다. 한번은 이 병원을 서울 강남에서 개업하면 정말 잘 될 것 같다고 진지하게 제안하였다. 그는 바로 대답하였다. "총장님. 제가 서울에 가서 개업을 하면 지금보다 열배는 더 환자를 보아야 합니다. 그러면 저는 하루에 성경을 한 절도 읽을 수 없게 됩니다. 저는 그렇게는 살고 싶지 않습니다." 그는 그 바쁜 와중에도 개혁신학의 서적들을 탐독한다. 그와 마주 앉아 이런 저런 이야기를 듣다보면 그의 신앙에 부끄러워지기도 한다.

합동신학대학원대학교는 매년 10월 첫 주에 『목회합신 세마나』를 4일 동안 갖는다. 최진석 원장을 "목회자의 건강관리"를 주제로 2020년 목회합신에 강의초청을 하였다. 이 책은 그 자리에서 행한 강의를 정리한 것이다. 신앙인, 특히 목회자들에게 이 내용을 알리고 싶은 욕구에 그것을 책으로 낼 것을 강권하였다. 최 원장의 의료 철학에는 그가 사랑하고 감동하는 개혁신학과 신앙이 절묘하게 반영되어 있다.

이 책은 비록 작은 책이지만 읽는 이들에게 건강관리는 물론 여러 면에서 큰 유익을 줄 것이다. 나는 최진석 원장이 늘 고맙고 자랑스럽다.

합동신학대학원대학교
총장 정창균 목사

사명과 소명

저는 신앙인 기능의학 의사입니다. 저의 소명은 신앙인으로 사는 것이고, 저의 사명은 환자의 건강을 책임지는 것입니다. 결국 신앙인으로서 하나님 앞에서 사는 소명과 기능의학 의사로서 환자의 치료를 책임지는 사명은 저에게 있어서 뗄 수 없는 하나입니다.

시골의 무명 무지 무력한 의사로 세월을 보내고 있을 때, 기능의학자이자 예방 의학자이며 알러지 면역 치료의 대가이신 김덕수 박사님(포항 닥터웰의원)이 저에게 홍수진 선생님을 소개해주었습니다. 홍수진 선생님은 대한민국 기능의학의 원조 격이시며 임상영양학회 회장이셨기에 저는 이곳의 여러 강사님들에게 기능의학의 걸음마를 배웠습니다. 추천해주신 논문들을 읽고 추천해주신 책들을 읽으면서 기능의학 거장들의 어깨에 올라서고자 지금 노력중입니다. 그래서 얼마나 올라섰냐구요? 아마도 발등 정도 올라간듯합니다. 여러 가르침 중 저의 신앙에 맞추어 지극히 개인적인 해석을 했을 뿐입니다. 가나의 혼인잔치에 대해서 논하라고 했을 때, "물이 그 주인을 만나니 얼굴이 붉어지더라."(조지 고든 바이런)라고 자기 시선에서 본 것으로 답한 시인과 같이 저의 시선으로 바라보았습니다. 책의 내용 중 저의 것은 하나도 없고 여러 귀한 선생님들의 깅의, 논문, 책, 유튜브 등에서 아이디어와 개념들을 가져 왔음을 고백합니다.

주류 의학을 전공한 의사임에도 불구하고 기능의학에 몰입하여 공부를 쉬지 않은 데에는 나름대로 이유가 있습니다. 제가 초보의사 일 때 순천에 있는 결핵진료소에 잠시 근무하였습니다. 순천 결핵진료소는 의사 선교사님이 이 땅에 들어오셔서 복음과 의술을 함께 전해주면서 시작되었습니다. 그곳에서는 결핵환자 기침이 잡히지 않으면 진해제나 거담제 대신 항생제를 쓰고 있었습니다. 그런데 그곳에서 근무하는 중 어떤 결핵환자는 모든 치료제에 거부 반응을 일으켜서 치료 가능성이 전혀 없는 환자를 만나는 경우가 있었습니다. 모든 결핵약에 저항하는 결핵균주에 감염되어 마땅한 치료제가 없어 속수무책으로 손을 놓고 있어야 했습니다.

절망하고 고민하다가 이전에는 이런 환자가 왔을 때 어떻게 치료를 했는지 궁금했습니다. 그래서 옛날 환자들의 진료기록을 뒤지기 시작하였습니다. 그리고 그 환자들에게 내려진 처방을 살펴보기 시작하였습니다. 햇빛을 쪼이게 하고, 고추씨를 먹게 하고, 생선의 내장을 먹게 하는 처방을 한 것을 발견하였습니다. 그런데 여러 달 후, 일 년 후에도 그 환자에게 그러한 처방이 여전히 주어졌던 사실을 확인하였습니다. 치료약이 없어서 사망해야 했을 환자가 여전히 살아서 처방을 받고 있었던 것입니다. 햇빛은 비타민 D를, 고추씨는 비타민 C를, 생선의 내장은 비타민 D와 생선오일을 섭취시키기 위한 방편이었던 것입니다. 마땅한 치료제가 없을 때 비타민 C, 비타민 D 같은 개인면역으로 접근하여 치료한 것이었습니다. 저로서는 놀라운 발견이었습니다. 다른 한 가지는 그곳에서는 사용 약의 작용과 부수적인 작용, 부작용 등에 대한 이해도가 대단히 높았고, 약물상호작용에 대한 이해가 깊었다는 사실을 발견하게 되었습니다. 이것도 제게는 놀라운 사실이었습니다.

　이러한 경험이 저로 하여금 기능의학에 깊은 관심을 갖게 만들었습니다. 주변 의료인들은 기능의학 연구에 몰입하는 저를 놓고 헛수고 한다고 염려하기도 하고, 현실성이 없다고 빈정대기도 하고, 저에 대한 애정으로 만류하기도 하였습니다. 한국 의료계의 현실이 기능의학을 활용하거나 장래성에 큰 기대를 가질만한 상황이 아니기 때문입니다. 하지만 저는 당장 사용할 기회도, 현장도 없는 기능의학이었지만 외롭게 기능의학에 깊은 관심을 갖고 계속 배우고 연구하였습니다. 기능의학은 획일적이고 기계적인 처방이나 치료가 아니라, 환자 개인의 상태와 조건을 세심하게 살피고 그에 따른 처방을 해야 합니다. 예를 들어 제가 처방한 소아 물약을 아이들이 잘 안먹으려 한다는 사실을 알고, 며칠 밤을 새워가며 처방약물을 직접 먹어보았습니다. 가루약과 물약의 조합에 맛있는 조합을 찾으려 노력하였습니다. 몇 주를 고생했더니 아이들이 물약을 잘 먹게 되었습니다. 이제는 의약분업이 되어서 필요 없는 지식이 되었지만 그 당시에는 상당한 효과를 보았습니다. 비슷한 약물인데 맛만 다른 것이 아니라, 효능도 달랐을 것이라 생각합니다.

저에게 기능의학을 소개해주신 분과 또 가르쳐주신 의사 선생님 두 분 다, 대가 중에 대가이셔서 큰 시행착오 없이 바로 기능의학의 진수에 접근할 수 있었습니다. 또한 큰 행운이라면 기능의학을 배우고 처음 치료를 시작할 때, 첫 환자분이 기적적으로 좋아지셨습니다. 그러다 보니 이제는 전국에서 환자가 찾아오는 기능의학 의사가 되었습니다. 기능의학을 배웠어도 처음 몇 분의 치료에 실패했다면 공부를 중단하였을런지도 모릅니다. 그렇게 저는 정통 주류 의학을 공부한 의사임에도 기능의학 의사의 길을 가게 되었습니다. 저는 보이지 않는 손길이 저를 이 길로 이끌어주셨다고 믿고 있습니다. 그래서 환자들을 더욱 애정을 갖고 잘 치료하는는 것이 저의 사명이라고 생각하며 치료를 하게 되었습니다.

이 책은 정창균 합동신학대학원 총장님께서 목회자님들

의 건강을 위한 강의 기회를 허락하셔서 준비한 원고였습니다. 원고를 보신 총장님께서 책자로 출간하기를 권하셔서 세상에 빛을 보게 되었습니다. 따라서 사용한 용어들이 목회자님들께서 쉽게 이해하시도록 성경적이거나 교리적인 교회 용어가 많습니다. 교회 밖의 분들이 읽으시기엔 어려움이 있으실 것을 알기에 양해를 구합니다. 또한 개혁파 잡지 'RE:'(편집자 이운연)에 일부가 실려 있기도 합니다.

구입한 책이 너무 많아 이사할 때면 수백 권의 책들을 버려야 했음에도 책을 구입해 달라면 웃으며 결제해 준 아내 김은아 집사와 대학생활 놀러 다니기 바쁠 것인데 강의 원고를 열심히 타이핑해주고 유튜브를 만들어준 이쁜 딸들 (보인 예주), 한자 한자 글을 미리 읽어준 오기창 원장님, 원고를 감수해주신 김덕수 원장님이 계셔서 빛을 보게 되었습니다. 부디 단 한 분이라도 이 책을 통하여 건강을 회복하셔서 사역에 복귀하시는 분이 계시면 이 책과 저의 사명은 다한 것이라 생각합니다.

격려해주시고 권해주신 정창균 총장님과 기꺼이 진심어

린 추천사를 보내주신 분들과 보이지 않는 곳에서 열심히
편집해주신 출판사 김민정 디자이너를 비롯한 여러분들께
깊은 감사를 드립니다.

섬진강가에서
참사랑연합의원 원장 최진석

1. 어쩌다 이렇게 되었을까?
- 오염이 관영하다

현대인은 대부분 침대에서 기상합니다. 정확히 표현하면 매트리스 위에서 일어나지요. 매트리스는 방염제를 입힌 것이 대부분이고 이 방염제로 인해서 발암물질로 알려진 포름알데이드와 브롬을 방출합니다.[1] 우리 몸이 밤새도록 이런 발암물질들을 흡수한 것입니다.[2]

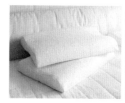

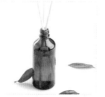

매트리스 방염제(프롬엘데이드, 브롬)　　합성 러그(벤젠, 스틸렌)　　방향제

1　**Flame retardant** and visible light-activated Fe-doped TiO(2) thin films anchored to wood surfaces for the photocatalytic degradation of gaseous **formaldehyde**.

2　Do **flame retardant** chemicals increase the risk for thyroid dysregulation and cancer? Hoffman K, Sosa JA, Stapleton HM.
　　Curr Opin Oncol. 2017 Jan;29(1):7-13

맨발로 일어나 욕실을 향하면서 벤젠과 스틸렌, 그리고 몇몇 발암물질로 처리된 합성 러그를 밟고 들어갑니다. 향기나는 화장실에는 방향제가 비치되어있습니다. 방향제에 발암물질이 없을까요?[3]

잠을 깨우기 위해 수도꼭지를 틀고 불소와 염소를 넣은 수돗물로 세안을 합니다. 불소와 염소 모두 발암물질입니다.[4]

입을 상쾌하게 하기 위해 구강 청결제 뚜껑을 여는데 플라스틱 용기에서 화학물질이 스며 나오고, 구강 청결제는 4종류 이상의 활성 성분과 6가지 이상의 향료와 색소가 포함되어 있습니다. 구강 청결제에는 이런 경고문이 붙어 있겠지요. 〈경고!! 12세 이하 어린이는 사용을 금함. 내용물을

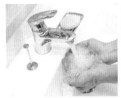
수돗물(불소, 염소)

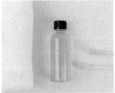
구강 청결제(활성 성분, 향료, 색소 등)

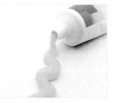
치약(플르오르화 나트륨..)

3 Aromatic amines and cancer.

4 https://www.cancer.org/cancer/cancer-causes/water-fluorida7on-and-cancer-risk.html

현대인을 위한 기능의학 건강관리 20주제

삼키지 마시오. 만약 내용물을 삼켰을 경우 즉시 전문가를 찾거나 독극물 관리센터로 연락하십시오.〉 독극물이란 얘기입니다.[5]

치약은 어떤가요? 활성성분인 플르오르화 나트륨을 입 안에 넣게 됩니다. 그 외의 성분은 영업 비밀입니다. 과연 몸에 이로운 성분을 비밀로 하였을까 의문이 듭니다.

말끔하게 차려 입기 위해 드라이클리닝이 된 옷을 입습니다. 목회자라면 더욱 그리 하겠지요. 드라이클리닝이 된 옷에 화학물질 발암물질이 얼마나 많을까요?[6]

출근하려고 승용차를 탑니다. 차 안에는 밤새 쌓인 환경 물질과 유해물질과 발암물질이 가득합니다. 차 안 공기를 환기 시키기 위해 창문을 열지만, 시동을 걸고, 창문을 열

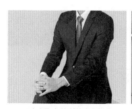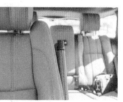

드라이 클리닝(화학/발암 물질)　　　　방치된 차 안(환경/유해/발암 물질)

5　Mouthwash use and associated head and neck cancer risk.
　　Wilson G, Conway DI.Evid Based Dent. 2016 Mar;17(1):8-9. doi: 10.1038/sj.ebd.6401146.

6　Cancer mortality in female and male dry-cleaning workers.
　　Ruder AM, Ward EM, Brown DP.J Occup Med. 1994 Aug;36(8):867-74.

고, 환기 할 때까지 숨을 참을 수 있을까요?[7]

회사원은 사무실에, 목회자들은 목양실에 도착합니다. 에어컨과 실내 인테리어가 뿜어내는 수많은 환경 호르몬과 발암물질 속에서 기도를 하고 말씀을 보고 시커먼 커피를 마십니다. 하나님이 주신 커피는 항산화 물질, 항치매 물질, 항암 물질, 그리고 항노화 물질이 가득합니다. 하지만 우리는 너무 까맣게 타서 발암물질이 된 시커먼 커피에 익숙해져 있습니다.

점심 시간이 되었습니다. 'MSG'와 '아스파탐'이 가득히 들어있는 점심을 먹어야 합니다. 채소에는 농약이 가득하

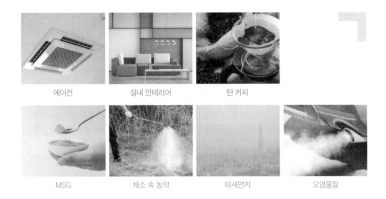

에어컨   실내 인테리어   탄 커피

MSG   채소 속 농약   미세먼지   오염물질

....

7   Concentrations of volatile organic compounds in the passenger side and
    the back seat of automobiles.
    Jo WK, Park KH.J Expo Anal Environ Epidemiol. 1999 May-
    Jun;9(3):217-27.

현대인을 위한 기능의학 건강관리 20주제

고 고기류에는 지방산의 균형이 깨져 있습니다. 신선한 공기를 마셔보려 창문을 열어 보지만 오염물질이 가득한 미세 먼지가 눈살을 찌푸리게 합니다.

협박하거나 공포심을 유발하려고 하는 말들이 아닙니다. 현대인의 하루를 건강관리라는 관점에서 사실대로 살펴본 것 뿐입니다.

언제부터 이렇게 되었을까요?

일 년 전에는 건강한 환경 속에서 살 수 있었나요? 십년 전쯤 이라면 가능 했을까요? 저의 컴퓨터가 고장 났을 때 수리해주시는 분께서 일 년 전 쯤 컴퓨터 세팅으로 돌렸습니다. 그때 다 지우고 새로 깔았기 때문입니다. 우리 몸도 이렇게 치료하면 좋지 않을까요? 수은을 예로 들어보겠습니다. 전 세계 수은의 오염지도를 보면 미국의 동부, 아프

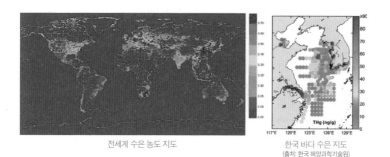

전세계 수은 농도 지도   한국 바다 수은 지도
(출처: 한국 해양과학기술원)

리카, 인도 등 여러 나라에 수은이 있지만 전세계 수은을 다 합쳐도 중국, 한국, 일본을 합한 수은보다는 많지 않습니다. (우리나라 바다 수은 지도)한국 해양과학기술원에서 발표한 자료에 따르면 서해와 남해에 중국에서 넘어온 수은이 가득 합니다. 바다에서 나는 어패류와 중국에서 나오는 미세먼지에 수은이 가득하다는 이야기입니다. 그렇다면, 마스크를 착용하고 각종 어패류를 먹지 않으면 수은을 피할 수 있을까요?[8]

남성은 나이에 따라 수은이 비례하여 올라갑니다. 여성도 올라가는데 여성은 일생동안 수은이 떨어지는 기간이 있습니다. 한번은 '월경'이고 다른 한번은 '출산'입니다. 두 명의 아이를 출산하면 평균적으로 엄마 몸속의 수은이 반으로 감소합니다. 엄마 몸에 있던 수은이 다 어디로 갔을까

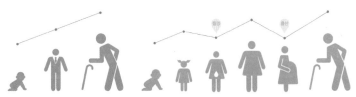

남성은 나이에 따라 수은이 비례하여 올라감   여성은 '월경'과 '출산' 시, 수은이 떨어지게 됨

....

8   An Integrated Model for Input and Migration of Mercury in Chinese Coastal Sediments.
Meng M, Sun RY, Liu HW, Yu B, Yin YG, Hu LG, Shi JB, Jiang GB.Environ Sci Technol. 2019 Mar 5;53(5):2460-2471.

요? 예상 하셨나요? 엄마 몸에 있던 수은은 아이에게로 갔습니다. 수은과 같은 독극물은 체표면적과 반비례 하여 증상이 나타납니다. 엄마 몸 수은의 4분의 1이 태아에게 갔으면 태아가 죽거나 기형아가 나와야 합니다. 그런데 그렇게되지 않은 것은 하나님께서 태반을 통하여 대다수의 수은을 걸러 주셨기 때문입니다. 하지만 마치 원죄처럼 신생아에게도 수은이 있습니다.[9]

태어날 때부터 엄마 몸속에 있는 수은과 같은 오염물질을 물려받습니다. 그리고 오염 속에서 살아갑니다. 그리고오염 물질을 먹고 살아갑니다. 아니 죽어갑니다. 그것이 현대를 사는 인생입니다.

어쩌다가 이렇게 되었을까요?

시편의 시인은 이렇게 고백했지요. "내가 모태에서부터죄 중에 태어났나이다." 자연과학을 공부한 저는 "우리가모태에서부터 오염 중에 태어났나이다"라고 고백하고 싶습니다. 아담이 선악과를 따 먹을 때 하나님과 관계가 깨졌고부부의 관계도 깨졌으며 사람과의 관계도 깨졌고, 피조물

---

9 Infant and mother related outcomes from exposure to metals with endocrine disrupting properties during pregnancy.
Rahman A, Kumarathasan P, Gomes J.Sci Total Environ. 2016 Nov 1;569-570:1022-1031.

도 오염되었습니다. 시간이 지나며 점차 죄가 이 세상에 관영한 것처럼, 오염도 이 세상에 관영하게 되었으니까요.

수년간 절망 속에 있다가, '전가'(개혁주의 전가 교리- 지평서원)라는 단어를 알고 나서 희망이 생겼습니다. 예수 그리스도께서 십자가에 죽으심으로 그분을 믿는 성도들에게 위대한 전가가 일어납니다. 아담의 후손이기에 타고난 원죄와 스스로 행한 자범죄는 예수 그리스도께로 전가되고, 예수 그리스도의 의는 우리에게 전가되었습니다. 쉽게 말하면 우리에게 나쁜 것은 예수님께로 가고, 그분의 좋은 것은 우리의 것이 된 것이지요.

육신의 질병 치료를 이러한 안목으로 보면 어떨까요? 태어날 때부터 우리 몸속에 들어오는 수많은 오염물질은 배출 하고, 꼭 필요한 미네랄 영양소는 넣어주면 어떨까요? 에덴에서의 아담의 몸처럼 되지 않을까요? 나쁜 것은

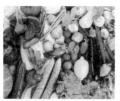
유기농 음식

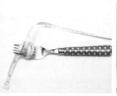
단식

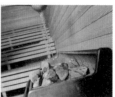
사우나 & 반신욕

다 제거하고 좋은 것은 다 넣어줄 수 있다면요.

  오염물질을 제거하려면 사용하는 모든 물질의 라벨을
열심히 읽어야 합니다. 가정에서 사용하는 방향제, 살충제,
러그, 구강 청결제, 치약을 가능한 천연물질로 대체해야 합
니다. 유기농 음식을 먹고, 간간히 단식도 하고, 사우나나
반신욕으로 독성을 제거하고, 영양가가 있는 무공해 식품
을 선호하고, 집 안에 있는 독성물질 목록을 작성하고, 비
타민C, 비타민D, 비타민B, 셀레늄, 오메가3, 유산균, 된
장, 청국장, 낫또, 요오드 등을 먹어보는 것입니다.

참조

[도서] **100년동안의 거짓말** 랜덜 피츠제럴드 지음 | 신현승 옮김 | 김양중 감수 |
시공사

[도서] **성 어거스틴 참회록** 김종웅 옮김 | 크리스챤 다이제스트

[도서] **개혁주의 전가 교리** 신호섭 지음 | 지평서원

[영상] 유튜브 - **닭터덕 Dr.Duk** '중금속 #4: 수은 중독 (Mercury poisoning):
중금속 검사 (기능의학, 영양의학, 예방의학)'

2. 후쿠시마 원전 오염수를 어찌할고?
- 요오드이야기

이것을 먹이면 내 아이 키가 10cm가 더 자랍니다.

이것을 먹이면 내 아이의 아이큐가 평균 10이 올라갑니다.

이것을 먹이면 내 아내의 산후풍이 30% 감소합니다.

이것을 먹이면 내 아이 성 조숙증이 30% 감소합니다.

이것은 무엇일까요?

유니세프에서 중국 신장 지역 마을 배수로에 요오드를 투여하였습니다. 식수와 농업용수 등에 요오드를 공급한 것인데요. 이 지역에 요오드가 공급된 이후 이 결과 신생아 사망율은 50% 감소했고, 키우는 양의 생산량은 40% 증가하였습니다. 또, 5세 아이의 키는 평균 10cm 이상 자랐고,

....

10   https://www.unicef.or.kr/news/story_view.asp?idx=58909

지능 지수 또한 16포인트가 향상되었습니다. 요오드 공급이라는 작은 변화가 엄청난 성과를 거둔 것입니다.[10]

현대의 성장기 아이들은 극심한 환경오염 속에서 자라납니다. 브롬, 염소, 불소 등의 독성 할로겐 원소와 수은, 비소, 납 등의 중금속, 그리고 이제는 후쿠시마 원전 오염수 방류로 방사능 요오드에 공격당하고 있습니다.

일본 정부는 2020년 10월 27일, 오염수를 해양 방출하기로 결정하려 합니다.(이 글은 2020년 9월에 쓰임)[11]오염수를 무한정 보관할 수 없는 한계에 부딪힌 일본의 현실이겠지요. 찬반 논란이 있을 것으로 예상되지만, 오염수의 해양 방출은 다가올 현실일 듯합니다. 해양 방출이 되면, 해류에 따라서 오염수가 동해로 유입되는 시간이 약 1년에서 10년 정

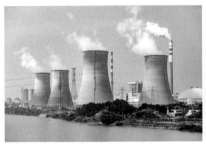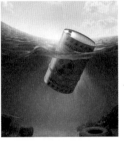

....

11   https://www.yna.co.kr/view/AKR20201004027900073?input=1179m

도 소요될 것이라고 예상합니다. 언젠가는 남해 바다와 동해 바다에 도착한다는 뜻이겠지요. 그렇다면, 우리는 앞으로 어떻게 대처해야 할까요?

결론은 좋은 요오드를 복용해야 한다는 것입니다. 원소주기율표에 의하면 요오드는 할로겐족 원소이며, 이들은 서로 경쟁적으로 작용합니다. 카펫 등에 가득 들어있는 브롬이라는 환경오염물질이 우리 몸 안에 들어와 있을 때, 요오드를 투여하면, 소변으로 브롬이 빠져나오게 됩니다. 일부 조사 결과에 의하면 80%가 브롬 중독이라고 하니, 국민의 80%는 요오드를 복용해야 할지도 모릅니다. 또 같은 요오드끼리도 경쟁적으로 작용하기 때문에, 원전 오염수에 포함된 '방사능 오요드(Idoine-131, Idoine-132)'와 좋은 요오드

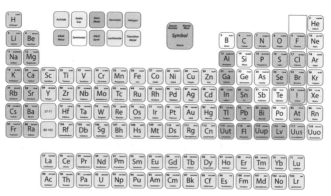

원소주기율표

현대인을 위한 기능의학 건강관리 20주제

I-127가 경쟁적으로 작용합니다. 좋은 요오드가 많이 들어 있다면, 방사능 요오드가 들어오는데 방해가 된다는 뜻입니다. 삼국지에 장비가 장판교에서 수많은 적군과 홀로 대처했는데요. 저는 요오드가 장비처럼 느껴집니다.

일본과의 관계가 악화되기 전, 저희 가족은 일본을 여행할 기회가 있었습니다. 기능의학 의사로서 후쿠시마산 농산물 등을 섭취하게 될까 걱정이 되어 고민을 하였습니다. 우리 몸 안에 좋은 요오드가 충분히 들어 있다면, 방사능 요오드가 덜 들어올 것이라고 기대하며, 저희 가족 모두 출발 2주 전부터 귀국 2주 후까지 요오드를 복용하였습니다.

원전 사고 이전에도 브롬 등에 노출되어 있을 때, 요오드를 치료법으로 사용하였습니다. 그렇기에 요오드가 많이 들어있는 미역이나 다시마를 섭취하는 것이 중요했습니다. 그러나 원전 사고 이후에는 이것조차도 의심스러워졌습니

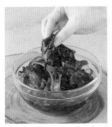
미역

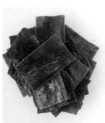
다시마

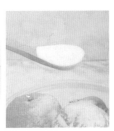
음식물을 베이킹 소다로 세척한다

다. 저희 가족은 일본 정부에서 후쿠시마 오염수를 방류한다면, 요오드를 날마다 복용할 계획입니다. 여러분들도 좋은 요오드로 방사능과 오염물질에 맞서는 것은 어떨까요?

음식물에 방사능 요오드와 같은 물질들이 묻어서 들어오는데 줄이는 방법은 무엇일까요? 제 아내는 베이킹 소다와 식초, 레몬주스를 사용하는데요. 베이킹 소다를 넣은 물로 미리 세척해서 먹는 것입니다. 베이킹 소다는 음식물에 묻어있을 농약과 살충제뿐만 아니라 중금속, 방사능 요오드, 세슘 등도 제거합니다. 이 외에 깨끗한 물에 식초를 10%가량 섞어 15분 정도 담가두었다가 먹기 전 깨끗한 물로 세척하여 섭취하고, 식초 대신 레몬주스를 사용하기도 합니다. 또는 물에 1분간 담가두었다가 물은 버리고 새로운 물을 받은 뒤 손으로 저어서 씻는 방법이 더 효과적이라는 의견도 있습니다.[12]

12   https://www.ytn.co.kr/_ln/0103_201701290553564088

[도서] **슈퍼 미네랄 요오드**   이진호, 황성혁 지음 | 느낌이 있는 책

3. 미생물은 언제 몸속으로 들어갔을까?
- 미생물 세계의 멸망

오늘은 재미있는 연구를 하나 소개해볼까 하는데요. 이 연구에서는 쥐를 두 그룹으로 나누어 실험하였습니다. 용감하고 진취적이고 사교적인 성격을 가진 그룹과 소심하고 겁이 많고 활동량이 적은 그룹으로 나누어 각자 한 마리씩 높은 계단 위에 올려두고 밑으로 내려오는 시간을 측정했습니다. 용감한 쥐들의 경우 계단에서 밑으로 내려오는 시간이 비교적 짧았는데요. 소심한 쥐들은 그 시간이 무척 길었습니다.

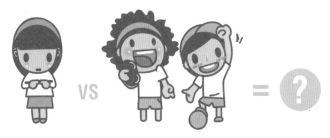

소심하고, 겁이 많고, 활동량이 적은 그룹   사교적인 그룹

용감한 쥐의 장 안에 있던 미생물을 겁이 많은 쥐에게, 반대로 겁 많은 쥐의 장에 있던 미생물을 용감한 쥐에게 넣어보았습니다. 그 결과 놀랍게도 용감한 쥐는 겁이 많아지고 겁 많은 쥐는 용감해졌습니다. 이 실험으로 장내 미생물들이 쥐의 행동 양식을 바꾼다는 것을 추정할 수 있었습니다. 사람에게도 실험했을까요? 윤리적인 문제 때문에 실험하지는 못하였으나 가능성은 있다고 생각합니다.

우리 몸 안에는 5,000여 종 100조 마리의 미생물들이 거주하고 있습니다. 이들은 영양소를 흡수하기도 하고 비타민을 만들어내기도 하면서 열심히 살아가고 있습니다. 이러한 미생물들이 어떠한 역할을 하는지는 다 알려지지는 않았으나, 앞서 소개한 연구를 통해 인격, 행동, 성품들까

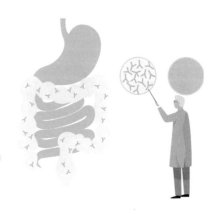

미생물들은 우리의 인격, 행동, 성품들에도 영향을 줍니다

지도 장내 미생물들의 영향을 받는다는 것을 알 수 있고, 뚱뚱 균주가 많으면 비만해지고 날씬 균주가 많으면 날씬해지고 온화한 균주가 많으면 당연히 온화해진다고 생각하는 의사들이 많습니다.[13]

우리 몸 안에 있는 미생물이 우리를 지배한다면 우리 몸의 체세포보다 많은 장내 미생물들을 잘 생육하고 번성시켜야 하지 않을까 생각해봅니다.

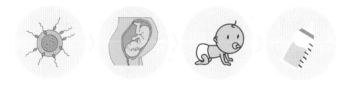

그렇다면 우리 몸에 언제 미생물들이 들어갔을까요?

정자와 난자가 만나서 세포 분열하여 우리 몸이 이루어지기 때문에 엄마 뱃속에서는 무균 상태일 것입니다. 우리가 엄마의 산도를 통하여 태어날 때 엄마의 산도에는 수많은 장내 미생물들이 이동하여 증식하고 아이에게 옮겨갈 준비를 합니다. 대부분의 아이는 얼굴부터 산도를 밀고 나오면서 그 미생물을 흡입하기도 하고 마시기도 하고 얼굴

13   https://science.sciencemag.org/content/362/6417/903

에 묻히기도 하지요. 출산 이후에는 모유 수유할 때마다 수십억의 미생물이 아이에게 이동합니다.

엄마 코알라는 아기 코알라에게 자신의 똥을 먹입니다. 엄마 코알라의 똥 속에는 코알라의 주 먹이인 유칼립투스를 분해, 소화할 수 있는 미생물이 있기 때문입니다. 엄마 코알라가 똥을 먹이지 않으면 아기 코알라는 영양실조가 되겠지요. 엄마 판다 역시 자신의 똥을 아기 판다에게 먹입니다. 엄마 코알라와 같은 이유입니다. 보이지 않는 미생물의 세계가 시작되는 것입니다.

소에게는 4개의 위가 있고, 풀을 위에서 입으로, 입에서 위로 계속 반복하여 소화시키는데 창조주께서 소의 4개의 위 안에 적합한 미생물이 살게 하셨기 때문입니다. 결국 분유에는 송아지에게 있어야 할 미생물이 가득했겠지요. 이

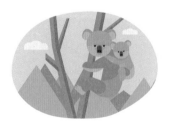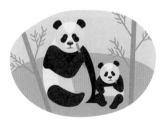

엄마 코알라는 아기 코알라에게 자신의 똥을 먹입니다. 엄마 판다 역시 자신의 똥을 아기 판다에게 먹입니다.

것을 사람에게 먹이고 있습니다. 모유가 잘 나오지 않는 등 어쩔 수 없는 상황에서 분유를 먹이는 것은 찬성하지만, 아무리 인간이 분유를 좋게 만들어도 모유만큼은 아닐 것이라고 생각합니다.

그런데 이러한 미생물의 세계에 노아의 홍수와 같은 대격변이 일어났습니다. 자연분만 대신 제왕절개 수술이 많아졌고, 출산하자마자 아이 얼굴에 가득 발라져 있을 유익한 미생물들을 미생물의 세계를 이해하지 못한 의료진들이 소독해 버립니다. 모유 대신 분유를 먹이고 있습니다.

여기에 더 큰 쓰나미가 발생합니다. 항생제 공격입니다.

장내 미생물을 이야기 하다보면 '앤드류 볼튼' 이야기를 빼먹을 수 없습니다. 앤드류 볼튼은 어려서 귀에 물이 차는

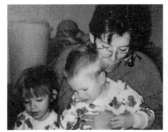
항생제 투여의 부작용으로 자폐증상이 발현된 앤드류 볼튼

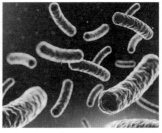
수많은 병들이 미생물과 연관이 있을 수 있다

장액성 중이염에 걸렸습니다. 이를 진단한 의사는 항생제를 투여하여 중이염을 치료했습니다. 항생제 투여 후 앤드류의 중이염은 치료되었습니다. 그런데, 흔한 항생제의 부작용 중 하나인 설사가 시작되었습니다. 그 이후 자폐 증상이 나타났습니다. 무심한 의사들은 앤드류의 자폐가 유전적인 이유 때문일 것이라고 단정하였습니다. 그러나 가족력이 없었기에 앤드류의 부모는 스스로 이에 대한 연구를 지속하였습니다.

앤드류의 부모는 연구를 통해 항생제의 투여로 장안에 있던 다양한 미생물 중 일부가 죽어버렸고, 다른 미생물들이 창궐한 결과 급속히 증식한 미생물에서 분비된 독소가 자폐 증상을 일으킨 것이라는 가설을 세웠습니다. 그래서 증식한 균을 죽이기 위해서 또 다른 항생제를 투여했더니 자폐 증상이 호전되었습니다. 하지만 두 번째 항생제 역시 계속 사용할 수 없었기에 자폐 증상을 완전히 해결할 수는 없었습니다.

앤드류 이야기에서처럼 우리가 알지 못하는 장안의 미생물들을 죽이게 된다면, 우리는 예상하지 못한 여러 질병에 걸릴 수 있습니다. 적어도 장안의 미생물의 균형파괴가 자폐 증상을 일으킨다는 가설은 세워졌으니까요. 자폐 증상만 생길까요? 우울증, 불안증, 두통, 비만, 면역질환(루푸스), 류마티스, 건선, 알러지, 두드러기, 궤양성 대장염 등등 수많은 병들이 미생물과 연관이 있을 듯합니다. 왜냐하면 이런 질환들의 증가와 항생제 사용량의 증가가 너무나 일치하기 때문입니다.

그렇다면, 장내 미생물들을 구원할 '노아의 방주'는 없을까요? 다음 편에서는 장내 미생물들에게 주어지는 노아의 방주를 소개하려고 합니다.

참조

[도서] 10% HUMAN 앨러나 콜렌 지음 | 조은영 옮김 | 시공사

4. 미생물을 구할 방주는 없을까?
- 미생물 세계의 회복

지금 우리가 살아가는 이 시대는 미생물 세계가 거의 다 멸망당했습니다. 자연 분만 대신 제왕절개를 하고, 무분별한 소독이 이루어지고, 모유 대신 분유를 먹고 자라며, 걸핏하면 당하는 항생제의 공격… 이 결과 자폐증, 주의집중력 장애, 우울증, 불안증, 불면증, 장누수 증후군, 궤양성 대장염, 치매, 암을 비롯한 난치병과 불치병들이 가득하게 되었습니다.

애굽에서 이스라엘 백성이 탄식할 때 하나님께서 모세를 보내주신 것처럼, 사사 시대에 많은 사사들을 보내주신 것처럼, 무력하게 된 장내 미생물 세계에도 우리가 사사와 모세와 같은 존재를 보내주어야 합니다. 미생물들에게 이러한 구원자는 된장, 청국장, 낫또, 김치와 같은 잘 발효된 음식과 효소, 감식초와 같은 식초류, 유산균, 식이섬유 등입니다.

잘 발효된 음식과 장에 유익한 유익균을 공급하는 것은 장내 미생물에게 지원군을 공급하는 것입니다. 감식초와 같은 식초류는 장 속 유해균의 지원군을 죽입니다. 유산균은 장내 미생물들의 지원군을 보내주는 것이겠지요. 이러한 성분 중 단 하나를 택한다면, 저는 식이섬유를 택하겠습니다. 가장 효과적이고, 가장 저렴하며, 가장 부작용이 없기 때문입니다.[14] 식이섬유(섬유질)는 장내 유익균에게 먹이가 되고, 상 안에 있을 여러 독소를 흡착하여 세서하게 됩

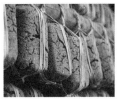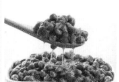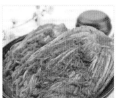

된장, 청국장, 낫또 김치와 같은 발효된 음식

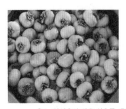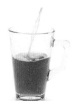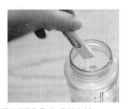

효소, 감식초와 같은 식초류, 유산균, 식이섬유 "식초류는 장 속 유해균의 원군을 죽이는 것입니다."

....

14   https://www.deannaminich.com/which-fibers-you-need-to-remove-toxins/

니다.[15]

저에게 오신 환자분들의 몇몇 사례를 소개해보려 합니다.

11개월 전, 초등학생 아이가 주의집중력 장애로 내원하였습니다. 여러 가지 검사 후, 음식 조절을 시켰는데요. 라면이나 과자, 아이스크림과 같은 인스턴트 식품, 밀가루, 우유 등을 먹지 않게 하고, 아침마다 낫또를 먹게 했습니다. 첫 진료 시간에는 진료실을 이리저리 돌아다니던 아이가 이제는 엄마 아빠의 진료가 끝날 때까지 의젓한 모습으로 자리에 앉아있게 되었습니다. 좋은 식습관과 좋은 먹거리가 가져온 변화입니다.

극심한 위장 장애로 20년 정도 고통받으셨던 한 목사님은 탄산음료를 못 드시고, 김치마저 먹을 수 없게 되었을 때, 저를 찾아오셨습니다. 위산 저하가 확인되어 감식초를 식사 전후에 드시게 하였는데요. 감식초를 꾸준히 드신 지 3개월 만에 자유롭게 음식을 드실 수 있었습니다. 단지 감식초와 같은 산을 섭취했을 뿐인데요.

15   Impact of **Dietary Fibers** on Nutrient Management and Detoxification
     Organs: Gut, Liver, and Kidneys.
     Kieffer DA, Martin RJ, Adams SH.Adv Nutr. 2016 Nov 15;7(6):1111-1121.

사업을 하시는 젊은 분께서 공황 장애로 내원하셨습니다. 언제 어디서나 즐겁게 찬양하던 찬양 인도자가 예배 전 교우들 앞에서 찬송 인도를 할 수 없게 되었습니다. 저는 이 환자분께 효소와 식초류를 드시게 하였고, 녹즙과 녹즙을 만들고 난 찌꺼기(녹즙 범벅)까지 드시기를 권하였습니다. 꾸준히 섭취하신 결과, 감사하게도 정신과에서 처방받아 드시던 약물을 줄일 수 있었습니다.

이러한 사례들은 장내 미생물을 부흥시킨 결과라고 생각합니다. 기능의학 의사는 어떤 희귀병이나 난치병, 암 등과 같은 병에 고통스러워하는 환자분이 오셨을 때, 대부분 장내 미생물의 멸망과 구원과 부흥을 생각합니다. 자신은 제왕절개와 무분별한 소독, 분유와 항생제로부터 안전하지 못하였다고 생각하시는 분중에서 자신의 병을 치료하는데 주류 의학에서의 치료가 미흡하거나 치료법이 없어 거의 포기한 상태라면, 장내 미생물의 세계를 고려해 보면 어떨

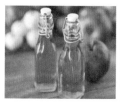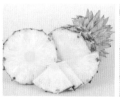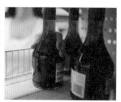

식초류에는 홍초, 사과 식초, 막걸리 식초, 파인애플 식초, 발사믹 식초, 감식초 등을 모두 포함한다.

까 생각해봅니다.

　제가 권하는 식초류는 홍초, 사과 식초, 막걸리 식초, 파인애플 식초, 발사믹 식초, 감식초 등을 모두 포함합니다. 식초의 종류는 크게 차이 나지 않습니다. 가까이 있고, 저렴한 식초이면 되겠지요. 제가 늘 강조하는 된장, 청국장, 낫또 역시 너무 짜지 않아서 생으로 먹을 수 있으면 어느 것이든 좋다고 생각합니다. 유산균은 장내 균주가 5,000여 종이니, 다양한 균주일수록 유리할 듯합니다. 병을 치료하는데 이것저것 할 수 없는 상황이라면, 녹즙을 만들어 드시고, 녹즙 범벅까지 드셔보시기를 권합니다. 생육하고 번성해야 할 것은 눈에 보이는 피조계뿐만 아니라, 보이지 않는 장내 미생물의 세계도 포함될 것으로 생각합니다.

[도서] **유산균이 내 몸을 살린다**　김동현 지음 | 한언

5. 선을 악으로 바꾸다?
- 커피 이야기

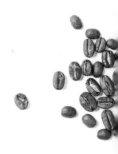

저는 젊어서 아내와 아이들과 해외 의료봉사를 많이 다녔습니다. 그리고 해외 의료봉사를 하러 갈 때면 아내가 필수로 챙기는 것이 있었는데요. 바로 믹스커피입니다. 의료봉사를 하러가는 단기간조차 커피를 끊을 수 없었던 것이죠. 아내는 늘 커피를 마시면 눈이 번쩍 뜨인다고 했습니다. 커피를 마시지 못하는 저로서는 이해하기 어려운 부분이었습니다.

어느 날 아내가 다리가 '허~하다'라고 하였습니다. 무언가 빠져나가는 듯한 느낌, 내 다리가 아닌 느낌이라고 하더군요. 이런 경우 주류 의학에서는 하지 불안 증후군을 의심하게 되고 '리큅'이라는 약물을 처방합니다. 하지만 아내에게는 전혀 효과가 없었습니다. 병원에서 여러 가지 검사를 했더니 골다공증이 심하다는 결과로 Tscore(골다공증 검사 수치)가 -3.0이 나왔습니다. 몸속 미네랄도 매우 부족한 상태였습니다. 저는 과도한 커피의 섭취로 아내의 몸에 과도한 카페인이 들어왔고, 이 카페인이 칼슘과 여러 미네랄, 비타민을 배출하여 결과적으로 다리가 허한 느낌을 발생시켰다는 가설을 세웠습니다.

그래서 아내에게 커피를 끊게 해야 했습니다. 보통 환자들이 커피를 끊게 하기 위해서는 가장 먼저 커피의 유해성을 설명하고 의지로 끊을 것을 권유합니다. 하지만 어떤 것에 중독이 되어있을 때, 의지력으로, 이성으로 중독을 끊지 못합니다. 무언가로 대체해주어야 합니다. 조나단 에드워즈의 '신앙 감정론 천지창조의 목적', 존 파이퍼의 '하나님을 기뻐하라', 박순용님의 '오직 하나님의 영광'에 의하면, 물질에 중독되어 있을 때는 하나님의 영광으로 대체해 주어야만 헛된 중독에서 해방됩니다. 저 역시 대부분의 다른 환자들의 경우와 마찬가지로 아내의 커피 끊기에 실패하였습니다. 커피를 대체해 줄 음료로 녹차와 홍차를 권유해 주었으나 이 역시 실패하였습니다.

그래서 저는 커피를 공부하기 시작했습니다. 실력 있는 바리스타 선생님을 찾아가 커피를 배웠는데요. 커피의 역사, 원두의 종류, 커피가 유통되는 과정, 원두를 고르는 방법, 로스팅하는 방법, 블렌딩 하는 법, 핸드드립 하는 법을 배웠습니다. 그리고 몇 개월 후 휴가를 내어 전국 커피 투어를 시작했습니다. 제주도, 서울, 대구, 대전, 강릉 등등 유명하다는 커피 고수들을 만나보았습니다. 그러다 강릉에 위치한 심재을 바리스타가 운영하는 '커피 코나'

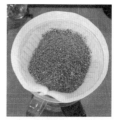

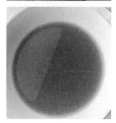

를 만났습니다. 심재을 바리스타는 커피를 마치 홍차처럼, 녹차처럼, 꽃차처럼 맑게 내려 주셨습니다. 그분과 오랜 시간 대화를 하였고, 얻은 결론은 커피는 하나님이 주신 항산화 물질이 가득한 열매인데, 우리가 커피를 로스팅할 때 너무 많이 태워서 산화 물질을 넘어 발암 물질로 바꾸어 마시고 있다는 생각에 이르렀습니다. 하나님께서 누리라고 주신 것을 누리지 못하고 종속되어버린 것이죠.

지금도 저는 아침마다 아내를 위한 커피를 드립하고 출근합니다. 그리고 아내는 항산화 물질이 가득한 커피 본연의 맛대로 홍차 빛깔이 나는 커피차를 즐겨 마시게 되었습니다. 아, 아내는 어떻게 되었느냐고요? 골다공증 수치가 정상이 되었고, 부족했던 미네랄이 채워졌으며, 다리의 불편함도 해결되었습니다. 커피는 항산화 물질이 가득한 이로운 음료입니다. 이러한 음료를 산화 물질로, 발암 물질로 바꾸어 마시는 어리석은 일이 없었으면 합니다.[16]

16   Effects of **Coffee** Extracts with Different Roasting Degrees on **Antioxidant** and Anti-Inflammatory Systems in Mice.
      Choi S, Jung S, Ko KS.Nutrients. 2018 Mar 16;10(3):363

참조

[설교] '하나님의 도성' 문정식 목사

6. 오래 사는 체형은?

- 다이어트 자살

뚱뚱한 사람이 오래 살까요? 날씬한 사람이 오래 살까요?

질문을 드립니다. 다음 중 가장 위험한 사람은 누구이
며, 가장 건강할 사람은 누구일까요?

1. 뚱뚱한 사람이 계속 뚱뚱해지는 것

2. 뚱뚱한 사람이 날씬해지는 것

3. 날씬한 사람이 계속 날씬한 것

4. 날씬한 사람이 뚱뚱해지는 것

답은 앞으로의 이야기를 통해 알 수 있습니다.

한 목사님이 실어증 진단을 받고 오셨습니다. 저는 체중
의 변화를 물었습니다. 여러 가지 검사를 하고 치료를 한
결과, 자녀분과 전화통화가 가능할 정도로 회복되었습니

체중에 변화가 있었나요?

실어증

치매

파킨슨

건강이상신호

다. 한 목사님이 치매로 내원하셨습니다. 저는 또 체중의 변화를 물었습니다. 훗날 손자의 이름을 기억해 내셨습니다. 한 목사님이 파킨슨으로 내원하셨습니다. 저는 또 체중의 변화를 물었고, 치료한 결과 떨림과 보행 장애가 해결되었습니다. 20대의 젊은 여성이 내원하였을 때도 체중의 변화를 물었습니다. 그 여성은 100킬로가 넘는 체중을 30킬로 가량 급격하게 다이어트해서 날씬한 몸매를 가지게 되었습니다. 그러나 수많은 건강상의 문제가 발생하였음을 알 수 있었습니다.

우리는 수많은 중금속, 팝스, 환경 호르몬, 제초제, 농약, 살충제와 같은 오염 물질 속에 살아가는데요. 이러한 물질이 우리 몸에 들어오면 몸은 그것들을 지방으로 가두려 합니다.[17] 이런 물질들 중 벤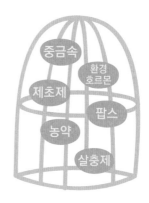
젠 고리가 있는 것은 지방에 잘
녹아들기 때문인데요. 이렇게
우리 몸에 있는 체지방은 오염
물질을 가두는 일종의 감옥이기
도 합니다. 앞서 언급하였던 젊
은 여성 환자분의 경우 이러한
이론을 바탕으로 저는 극심한 다이어트로 체내에 있는 지
방이 줄어들어 갇혀있던 오염물질이 노출되어 수많은 질병
이 생겼다는 가설을 세웠습니다. 이 가설을 근거로 검사를
하였을 때, 결과가 일치하였습니다. 다른 환자분들의 증상
이었던 파킨슨, 치매, 실어증 모두 체중의 감소와 증상의
발현 시기가 거의 일치하였습니다.[18]

치매 환자분의 경우, 치매 증상 때문에 음식을 드시지
못해서 체중이 감소한 것으로 생각할 수도 있겠지만, 지방

17 Detox diets for toxin elimination and **weight** management: a critical
    review of the evidence.
    Klein AV, Kiat H.J Hum Nutr Diet. 2015 Dec;28(6):675-86.

18 Adverse effects of **weight loss**: Are persistent organic pollutants a
    potential culprit?
    Cheikh Rouhou M, Karelis AD, St-Pierre DH, Lamontagne L.Diabetes
    Metab. 2016 Sep;42(4):215-23.

세포가 감소하면 지방세포 안의 유해물질들이 뇌를 이루는 주성분인 지방으로 녹아 들어갑니다. 뇌는 물을 제외하면 지방이 제일 많습니다. 그래서 저는 해독 없는 체중 감량은 십자가 없이 죽음을 맞이하는 것과 비슷할 것이라 생각합니다.

'가장 위험한 사람은 누구이며, 가장 건강할 사람은 누구일까요?' 라는 질문에 대한 저의 개인적인 생각과 답은 '뚱뚱한 사람이 해독 없이 날씬해지는 경우가 제일 위험하다' 입니다. 유해물질이 계속 들어오는 사람에게는 체중이 조금 증가하는 것이 오히려 안전합니다. 체질량 지수(BMI)란 비만도 판정에 사용하는 수치로 20~25는 정상, 25~29.9가 과체중, 30~40은 비만, 40.1 이상은 고도비만을 뜻하는데요. 젊은 사람은 체질량 지수가 20~25일 때 가장 건강하고 중년이 되면 25~30이 가장 건강하다는 논문

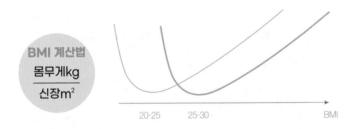

들이 많아지고 있습니다.

해독 없는 다이어트는 자살과 같을 수도 있습니다. 그러면 무엇으로 해독을 할까요? 제가 권장하는 해독은 운동과 호흡법, 섬유질, 현미 껍질, 미강, 숯,

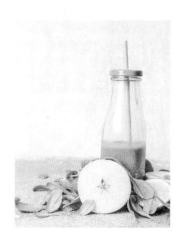

크로렐라, 실리마린, 개똥쑥, 마 같은 해독 음식의 섭취, 그리고 '무타실'이라는 변비약 처방입니다.

당신이 비만이 아니라면 체중을 유지하는 것을 권하고, 만약 비만이라면 해독과 함께 하는 건강한 다이어트를 권장해봅니다.

ㄱ. "헌미"하면 장수한다?
- 소식의 비밀

한국교회에는 전통적으로 좋은 관습들이 있는데요. 그 중에 하나는 먹는 쌀을 아껴 교회에 '헌미'하는 것입니다. 헌미란 신자들이 일용하는 쌀의 일부를 주일에 바치는 일, 혹은 그 쌀을 가리켜 하는 말입니다. 먹을 것에 여유가 있어서 헌미하는 것이 아니라 자기가 먹을 쌀의 일부를 덜어 교회에 드리기 때문에 성도가 먹을 밥의 양은 줄어들게 됩니다. 그래서 헌미를 하면 어떤 경우는 소식하게 되고, 어떤 경우는 금식하게 됩니다.

의학적으로 과식이나 대식은 성장과 증식에는 도움이 되지만, 대사의 산물인 노폐물이 증가하기 때문에 노화가 진행됩니다. 반대로 소식하거나 금식하게 되면, 몸에 쌓인 노폐물을 제거하는 시간을 얻을 수 있어서 노화가 멈추는 것을 넘어, 손상된 체내가 복구됩니다. 어떤 의미로 노화는 체내 노폐물로 인해서 복구할 수 없는 손상의 누적이기 때문입니다.

어려서 삼국지 읽기를 좋아했는데요. 삼국지의 인물들 중 제갈공명이 참 아쉽게 느껴지곤 했습니다. 그 시대상에 제갈공명은 장수하고 있었는데 그 비결은 소식이었습니다. 이를 간파한 '사마중달'은 소식하며 모든 업무를 직접 처리하는 제갈공명에게 수많은 일들을 일으켜 스트레스를 증가시키고, 제갈공명의 수면을 방해하였습니다. 그리고 그의 전략대로 제갈공명은 사망하게 됩니다. 의사의 시선에서 해석을 해보자면, 소식함으로 장수하고 있는 제갈공명이 스트레스의 증가와 수면 장애로 복구할 수 없는 손상이 누적되어 급격한 노화로 사망한 것입니다.

중년이 되기 전까지 우리 몸은 정자와 난자라는 세포 두 개에서 기적과 같이 성인의 몸으로 성장과 증식을 합니다. 그러나 중년이 되고 나면 체내 노폐물로 인하여 복구할 수 없는 손상이 누적되어 노화로 사망하게 됩니다. 노폐물을 제거하는 시간이 수면 시간이기 때문에 잠을 잘 자야합니다. 노

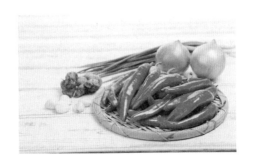

폐물이 조금만 발생하도록 소식과 단식, 금식을 해야 합니다. 인스턴트 식품과 같은 노화 음식은 피해야 합니다. 그리고 노폐물을 제거하는 것으로 알려진 파, 양파, 마늘, 부추, 양배추, 브로콜리, 고추냉이, 겨자, 깻잎, 여주, 계피, 쑥, 파슬리, 작두콩 등을 먹어야 합니다. 녹차나 뱅쇼도 좋은 음료입니다.

'소식·금식·단식 + 쓰레기 음식 피하기 + 노폐물을 제거하는 음식 섭취 + 건강한 수면 = 장수'의 등식이 성립합니다. 헌미 하십시오. 장수할 가능성이 높아집니다.

 참조

[도서] **먹는 단식 FMD** 아프지 않고 오래 사는 식사 혁명   정양수 | taste Books

8. 기능의학 의사는 어떻게, 무엇을 먹나요?
- 12+12-2식사법

의사 생활 28년간 수많은 환자들을 만나고, 공부하는 동안 질병 치료에 있어서 '먹거리'가 얼마나 중요한 것인가를 절감하게 되었습니다. 어떤 음식을 먹느냐, 어떤 음식을 피하느냐, 어떤 재료를 어떻게 조리하느냐, 언제 먹고, 언제 먹지 않아야 하느냐... 이러한 문제들로 많은 고민을 하였습니다. 먹거리와 음식 그리고 단식에 관한 책들도 많은 읽었는데요. 그 중에 꼭 알려졌으면 하는 책이 있습니다. 바로 〈먹는 단식 FMD 아프지 않고 오래 사는 식사 혁명-정양수 / taste Books〉입니다. 닥터 까막눈이 몇 년간 지켜오던 식사법을 잘 설명해준 책이라 생각되어 이 책을 추천합니다. 《닥터 까막눈》은 제가 유튜브에 지속적으로 올리는 제 채널의 이름입니다.

그동안 제가 접했던 수많은 책과 논문을 읽고 내린 결론은 '소식(小食)'이 장수의 한 요인이라는 것과 연령대에 따라 먹는 음식의 종류가 변해야 한다는 것입니다. 저는 50세가 되면서 결혼하고 이십 수년간 매일 받아왔던 아침 밥상을 거절하였습니다. 그동안 아내는 평소 밥과 국을 위주로 한 식사를 매일매일 한 번도 빠짐없이 준비해 주었습니다. 하지만 50세가 되면서 저에게 더 이상 탄수화물이 들어간 아침 밥상이 필요하지 않다는 결론을 내리고, 아내에게 과감히 아침을 준비하지 말아달라고 부탁하였습니다. 그리고 닥터 까막눈이 택한 식사법은 '12+12-2 식사법' 입니다.

'12+12-2 식사법'을 간단히 소개하겠습니다. 첫번째 12는 음식을 먹는 시간을 뜻하고, 두번째 12는 단식하는 시간을 뜻합니다. 저 같은 경우는 저녁 6시경 식사를 하고, 12시간 후 아침 7시에 식사를 합니다. 그리고 마지막 2는 이틀간의 아침 단식을 뜻합니다. 일주일 중 수요일과 토요일은 아침을 단식하고 오후 2시경에 점심식사를 하니 20시간 단식을 하게 됩니다. 이것이 닥터 까막눈이 지난 2년간 지켜온 식사법입니다.

그리고 닥터 까막눈의 식사법에는 숨어있는 몇 가지 규칙이 있습니다.

첫째, 12시간 이상 공복 유지, 둘째, 비타민C 녹인 물을 수시로 섭취, 셋째, 식후에 15분 정도 운동, 넷째, 좋은 음식을 가려먹는 것입니다.

탄수화물	권장하는 음식	피하는 음식
	현미 찹쌀, 고구마, 감자, 잡곡, 단호박	흰 쌀밥, 정제된 밀가루로 만든 빵, 라면

단백질	권장하는 음식	피하는 음식
	명태, 갈치, 대구, 새우, 오징어, 낙지, 전복, 굴, 홍합, 조개	GMO옥수수 사료를 먹인 고기류

식물성 단백질	권장하는 음식	피하는 음식
	메주콩, 렌틸콩, 완두콩, 낫토, 청국장	유전자 변형 GMO콩

유제품	권장하는 음식	피하는 음식
	자연방목된 산양에서 나온 유제품과 기버터, 앵커버터	이외의 것들

지방	권장하는 음식	피하는 음식
	들기름, 참기름, 올리브유, 견과류, 녹차씨앗오일	버터, 마가린, 쇼트닝과 같은 트렌스 지방

향신료	권장하는 음식	피하는 음식
	된장, 식초류, 발사믹식초, 감식초	정제된 설탕, 과당시럽, MSG

	권장하는 음식	피하는 음식
채소/ 과일	채소: 농약을 최소화 한 것을 　　선택 (하루 500g 이상) 과일: 제철과일을 택하여 하 　　루 50g 미만으로 섭취	통조림 과일

	권장하는 음식	피하는 음식
음료	커피: 연하게 내린 '커피 차' 　　로 하루 한 잔 정도 　　허용 차: 녹차, 우엉차, 발효차 등 주류: 막걸리 한 잔, 　　와인 한 잔	탄산음료, 과일주스

　저는 매일 밥상을 준비하는 아내에게 음식을 구별할 것을 부탁했는데요. 섭취를 권장하는 탄수화물은 현미 찹쌀, 고구마, 감자, 잡곡, 단호박이고, 되도록 피해야 할 탄수화물은 흰 쌀밥과 정제된 밀가루로 된 빵, 라면 등 입니다. 또한 단백질로는 명태, 갈치, 대구, 새우, 오징어, 낙지, 전복, 굴, 홍합, 조개를 권장하고, 유전자 변형 GMO옥수수, 사료를 먹인 고기류는 피합니다. 식물성 단백질로는 메주콩, 렌틸콩, 완두콩, 낫또, 청국장을 권장하고, 유전자 변형 GMO콩은 피합니다.

　유제품은 자연 방목된 산양에서 나온 유제품과 기버터, 앵커버터만 사용합니다. 지방은 들기름, 참기름, 올리브유,

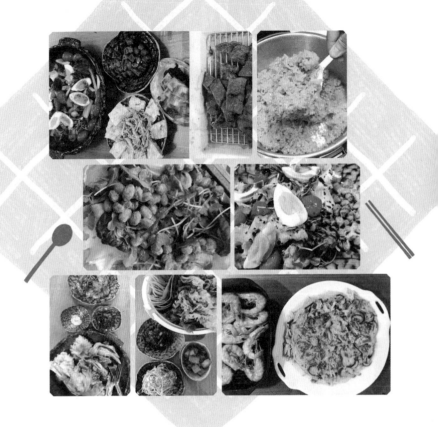

견과류, 녹차씨앗 오일을 사용하고, 버터, 마가린, 쇼트닝과
같은 트렌스 지방은 피합니다. 그리고 채소는 농약을 최소화
한 것을 선택하며 하루 500그램 이상 먹습니다. 또 제철과
일을 택하여 하루 50그램 미만으로 섭취하고, 통조림 과일
은 피합니다. 향신료는 된장, 식초류, 발사믹 식초, 감식초
등을 사용하고, 정제된 설탕과 과당시럽, MSG는 피합니

다. 한국인에게 빠질 수 없는 매운 맛을 위해서는 강황과 고추를 사용하고, 인공 캡사이신과 합성 향신료를 사용하지 않습니다. 커피는 연하게 내린 '커피 차'로 하루 한 잔 정도만 허용하고, 녹차나 우엉차는 권장하지만 탄산음료나 과일주스는 피합니다. 과자나 술은 피하고 와인 한 잔, 막걸리 한 잔 정도는 허용합니다.

감사하게도, 아내는 이러한 원칙을 잘 지켜 맛있고 건강한 식단을 만들어 냅니다. 하지만 가끔 10번의 식사 중 두 번 정도는 이 원칙을 어기는 식사를 하기도 합니다. 저희 가정에는 아직 심각한 환자도 없고 '건강하지 않은' 가족이 없고 이상적인 체중의 이상적인 콜레스테롤 수치, 이상적인 당 수치가 유지되고 있어서 식단에 조금은 자유함이 있습니다. 하지만 고지혈증, 당뇨, 내당능장애, 심혈관 질환 등이 있다면 철저하게 앞서 소개한 원칙을 지킬 것을 권합니다. 암과 같은 질환으로 항암, 방사선, 표적, 고용량 비타민C 주사 치료 중이시라면 단식의 기간을 치료 스케줄과 맞추어 강화해야 합니다.

9. 탕자의 만찬 『그』 살진 송아지는?
- 풀과 옥수수의 차이

성경의 돌아온 탕자 비유에는 기능의학 의사인 저의 주의를 끄는 대목이 있습니다. 탕자가 돌아오자 아버지는 "그 살진 송아지"로 잔치를 하는 대목입니다. 한국어 성경 번역은 '살진 송아지'이나, 사실은 "그 살진 송아지"로 해석할 수도 있습니다. 아버지가 잔치를 위해 잡은 송아지는 수많은 송아지 중 한 마리가 아니라 기다리던 아들이 돌아오면 잡을 송아지가 정해져 있었다는 뜻입니다. 송아지를 정하고, 잘 먹이고 잘 키웠겠지요.

몇 년 전, 제가 출석하던 교회에서 파독 광부와 파독 간호사의 자녀들을 한국에 초청하였습니다. 한 끼의 식사를 대접하려 했는데요. 한국에서만 먹을 수 있는 음식으로 대접해야 했습니다. 고민하다 녹차 먹인 돼지로 메뉴를 결정하였고, 녹차 먹인 돼지를 찾아 보성의 교회들을 찾아갔습니다. 돼지에게 녹차를 먹이면 고기는 맛있어지지만, 뚱뚱하게 되지는 않기 때문에 출하하기 전 몇 주간 동안만 녹차를 먹입니다. 그러나 교회에서 행사용으로 사용하기 위하여 키우는 "그 돼지"는 어려서부터 녹차를 먹입니다. 사정사정하여 그 돼지 두 마리를 구할 수 있었습니다.

하동에 여독후(가명) 장로님이 계십니다. 배 농장을 하셨습니다. 장로님은 농약 사용을 최소한으로 하고, 성장호르몬을 사용하지 않습니다. '그' 배를 키우시는 것이죠. 저는

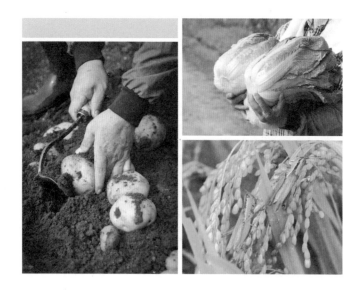

현대인을 위한 기능의학 건강관리 20주제

귀한 분들에게 그 배를 선물했습니다. 이제는 연로하셔서 그 배가 없어 아쉽습니다.

제 환자분 중 최재은(가명) 농부가 계십니다. 7-8,000평 되는 넓은 땅에서 농사를 짓고 계십니다. 농약, 제초제를 전혀 사용하지 않고 자연의 섭리 그대로를 지키며 농사를 짓고 계신데요. 넓은 땅에서 농사를 짓고 계시지만, 그분의 땅에서 나오는 갖가지 농산물들은 상품성을 가지지 못합니다. 마트에서 팔리고 있는 크고 화려한 농산물과 비교하면 많이 빈약하지만, 과거 건강을 해쳤던 경험 때문에 소량의 수확물이 나오더라도 화학약품을 전혀 사용하지 않는 농사법을 고집하고 계십니다. 이처럼 건강을 생각하며 재배한 농산물은 상품화를 목적으로 생산된 보통의 농산물과는 분명한 차이가 있습니다. 유기농을 넘어, 자연농법, 방임농법으로 농사를 지으시기에 그 야채, 그 채소, 그 고구마 등의 생산이 극소량에 불과합니다. 판매할 수량이 나오지 않지만, 작은 수확이라도 기뻐하시며 '그 먹거리'를 생산하고 계십니다.

소는 원래 풀을 먹고 자라는 동물입니다. 가끔 옥수수를 먹기도 하는데요. 옥수수가 재배되는 늦여름과 초가을에 8주 정도 먹는 것이 정상입니다. 하지만 사람들이 대량으로

소를 키우기 시작하면서, 소를 먹일 풀이 부족하게 됩니다. 그 대체품으로 소에게 옥수수를 먹이기 시작했고, 옥수수를 대량으로 생산하여 소의 사료로 쓰기 위해 유전자 조작 옥수수를 소에게 먹이게 되었습니다.

풀과 옥수수의 차이점은 무엇일까요? 풀은 오메가3가 주성분, 옥수수는 오메가6가 주성분입니다. 오메가3는 활동을 위한 에너지원을 가지고 있고, 오메가6는 겨울을 나기 위한 저장 에너지원을 가지고 있습니다. 그 결과 소에게 옥수수를 먹이면 비교적 빨리 살찌울 수 있게 됩니다. 축산사업에 많은 이득을 가져오겠지요.

소가 오메가6 가득한 옥수수를 먹고 자라면, 소고기와 우유에는 오메가6가 가득합니다. 오메가6가 무조건 나쁘다고 말할 수는 없지만, 옥수수를 주식으로 먹은 소는 오메가

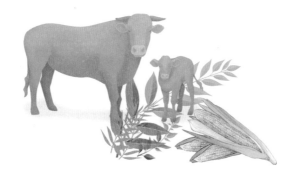

3와 오메가6의 비율이 비정상적이게 됩니다. 1:1–2가 정상 비율이지만, 옥수수 사료를 먹고 자란 소의 고기는 1:100에서 1:120으로 비율이 깨어져 비정상이 됩니다. 그리고 소고기나 우유의 깨진 비율은 우리 몸에 고스란히 영향을 미치게 됩니다. 그것은 지방산 대사에 영향을 미치고, 결과적으로 우리의 건강을 해치게 되겠지요.

몇 년 전부터 우유나 소고기가 몸에 좋은지 나쁜지에 대해 여러 의견이 나오는데요. 이제 이 문제는 넌센스가 되어버렸습니다. 우리가 중요하게 생각할 것은 먹거리 생산하는 사람의 마음과 철학입니다. 어떤 마음으로 '그 먹거리'를 키우고 재배했는가? 이것이 우리가 주목해야 할 문제입니다. 찾아본다면, 주위에 '그 송아지', '그 돼지', '그 배', '그 사과', '그 야채', '그 채소'가 있지 않을까요?

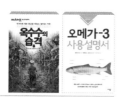

참조

[도서] **옥수수의 습격** 유진규 지음 | 황금물고기
[도서] **오메가-3 사용설명서** 윌리엄 시어스 지음 | 이미정 옮김 |
오한진 감수 | 이상
[영상] 유튜브 – **이운연TV** '[세번째 설명충만] 너를위해 준비했소 – 탕자의 비유'

10. 건강한 달걀을 식별하려면?
- 이쑤시개 100개로 달걀을 고슴도치로

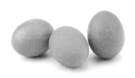

경남 산청엔 윤 원장님이 계십니다.

중학생 때 교회 수련회를 산청으로 가게 되었는데요. 그 교회의 기도제목 중 하나가 이 산골까지 들어온 의사가 없어서 너무 불편하니 의사를 보내달라는 것이었습니다. 장애가 있으신 집사님이 먼 도시의 병의원을 이용하기가 힘드셨겠지요. 빡빡머리 중학생이 그 기도를 들었고 소원기도를 하였습니다. "하나님 저 의사 만 들어주시면 시골에서 병원을 운영하며 이 분들을 섬기고 싶습니다."

훗날 하나님께서는 이 학생을 의사가 되게 하셨고, 젊은 의사는 서원대로 산청에 개업을 하였습니다. 그분이 바로 윤 원장님입니다. 학생도 기도 응답을 받았고, 장애가 있으신 집사님도 기도 응답을 받으셨습니다. 그 집사님은 오랜 시간 진료를 받으시다 최근에 천국 가셨습니다. 윤 원장님은 산골의사 생활 25년째입니다. 학교 부지를 구입하셔서 넓은 땅에 집을 세웠습니다. 정원에는 닭들이 자유롭게 놀고 있습니다. 저는 윤 원장님께 수차례 초대받아 이곳을 방문할 수 있었고, 이곳에서 달걀에 이쑤시개를 꽂아 보았습니다.

창조의 원리대로 먹고, 자란 닭에서 나온 달걀은 오메가3와 오메가6의 비율이 1:1~2여서 이쑤시개를 꽂았을 때 잘 터지지 않습니다. 30분 이상 하나씩 하나씩 이쑤시개를 꽂아 보았고, 130개가 넘도록 노른자가 터지지 않았습니다. 더 이상 꽂을 곳이 없어서 30분 정도 방치 했으나, 그래도 터지지 않았습니다. 달걀은 마치 고슴도치 같은 형상을 하고도 터지지 않았습니다. 제가 만난 최고의 달걀이었습

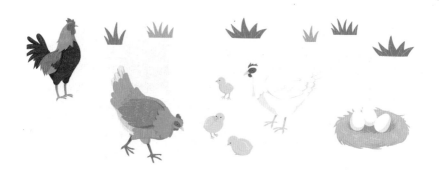

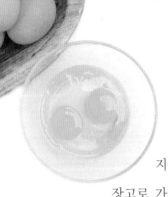

니다.

이 책을 읽고 계신다면, 지금 당장 독서를 중지하고 냉장고로 가보시면 어떨까요? 부인께 꾸중을 들더라도 달걀을 하나 깨어 노른자에 이쑤시개를 꽂아 보면 좋겠습니다. 몇 개 밖에 꽂지 않았는데 노른자위가 터져 버렸다면, 아마도 오메가6의 비율이 더 높은 달걀일 가능성이 높습니다. GMO 사료를 먹고 자란 닭일 가능성도 높다고 생각합니다.

참조

[도서] **옥수수의 습격** 유진규 지음 | 황금물고기
[도서] **오메가-3 사용설명서** 윌리엄 시어스 지음 | 이미정 옮김 |
오한진 감수 | 이상
[영상] 유튜브 – **닥터까막눈** '달걀 이쑤시개 꽂기'

11. 몸속 영양소의 균형을 맞추려면?
- 채식과 육식

〈고기를 먹어야 건강하다 VS 채식을 해야 건강하다〉

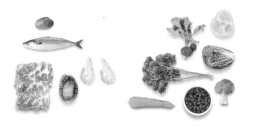

육식파와 채식파, 누가 더 건강할까요? 이 문제 또한 난센스 입니다. 채식을 하든 육식을 하든 우리는 먹거리를 생산하는 사람의 마음과 철학에 집중해야 합니다. 그리고 또 하나, 균형 있는 식단을 추구해야 하겠지요.

건강한 식탁 이야기 앞 내용에서 오메가3과 오메가6의

비율이 깨진 소고기에 대하여 이야기했습니다. 이것은 소고기뿐만 아니라 우리가 먹는 수많은 먹거리에 공통으로 적용되는 이야기인데요. 이 때문에 대부분의 현대인은 영양소의 균형이 깨진 채 살아갑니다. 몸속 영양소의 균형을 맞추는 방법을 소개합니다.

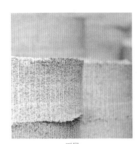

깻묵

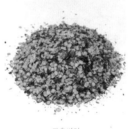

고추씨앗

"아침의 달걀"은 저희 가족이 벌써 몇 년째 먹고 있는 달걀인데요. 이 달걀을 생산하는 분은 닭에게 GMO 옥수수로 만든 사료를 먹여 키우지 않습니다. 들깻묵과 고추씨앗을 발효시켜 먹이로 주고, 방목하여 닭을 키웁니다. 들깻묵에는 오메가3이, 고추씨앗에는 비타민C가 가득하기 때문입니다. 당연히 닭이 낳은 달걀에도 오메가3과 비타민C가 가득하겠지요. 이렇게 오메가3이 많이 함유되어 있는 먹거리로 몸속에 부족한 오메가3을 보충하고, 오메가3과 6의 비율을 창조섭리와 비슷하게 맞추어야 합니다.

건강한 식탁을 위해 오메가3과 비타민C 등 우리 몸에

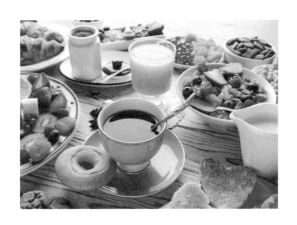

부족한 영양소를 채워줄 수 있는 먹거리를 찾는 것부터 시작해보는 것은 어떨까요'?

참조

[영상] 유튜브 – **아침에달걀** '배합사료 먹인 닭이 낳은 달걀? 진실을 말씀드리겠습니다.'

12. 건강한 음식을
조리하는 방법은?
- 고열 고속 말고, 약불 슬로우!

건강한 커피

요즘 현대인에게 커피란 빠질 수 없는 음료입니다.

　커피에는 항노화, 항산화, 항발암 물질이 있어 우리 몸에 참 좋은 음식입니다. 하지만 커피를 태워버렸을 때, 커피는 오히려 발암, 산화, 노화물질로 바뀌게 됩니다. 우리는 대부분 색이 아주 진한 아메리카노를 마시는데요. 이는 참 안타까운 일입니다. 커피를 건강하게 마시는 방법은 커피콩을 약하게 로스팅한 약배전 커피콩을 드립해서 마시는 것입니다. 강하지 않고 은은한 차 같은 느낌을 줍니다.

건강한 요리

닭 요리를 예시로 들어볼까요?

치킨과 백숙이 떠오릅니다. 똑같은 닭고기를 재료로 하여도, 조리법에 따라 음식의 영양소에는 큰 변화가 생깁니다. 고온으로 급속하게 열을 가해 튀겨낸 치킨과 불을 조절하여 긴 시간 푹 삶아낸 백숙을 비교해 보면, 치킨에 백숙의 10배 정도의 발암물질이 생기게 됩니다.[19]

다른 음식도 마찬가지입니다. 고온으로 급속하게 열을 가하였을 때는 발암물질이 증가하고, 약간 약한 불에서 오랜 시간 습도를 조절하여 조리하는 '슬로우 푸드'는 치킨에 비하면 발암물질이 10배 감소합니다.

우리가 음식을 조리 할 때는
첫째, 약불로!
둘째, 수분을 공급하며!
셋째, 오랜 시간 동안 조리하여 먹어야 합니다.

중병이든 사소한 병이든 병을 치료하는데 가장 중요한

19　Carnosine and advanced glycation end products: a systematic review. Ghodsi R, Kheirouri S.Amino Acids. 2018 Sep;50(9):1177-1186.

기본은 바로 올바른 먹거리입니다. 안타깝게도 현대에는 아무리 조심하고 또 조심해도 몸 안에 들어오는 독소를 완벽히 피하기란 거의 불가능한 일입니다. 하지만 건강을 위해 더 나은 선택을 할 수는 있겠지요.

건강 식탁을 위한 팁입니다.

1. 삼겹살 보다는 목살! 소고기의 마블링은 피하기!

독소가 우리 몸에 들어오게 되면 지방 안에 갇히게 됩니다. 지방은 독극물을 저장하는 역할을 하기 때문인데요. 지방이 많을수록 몸 안의 독소를 배출하기 어렵습니다. 그래서 우리는 지방이 많이 포함된 삼겹살보다는 목살을 선택하고, 소고기의 마블링을 피하는 것이 좋습니다.

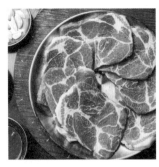 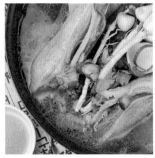

2. 치킨 보다는 백숙! 바비큐 보다는 보쌈수육!

앞서 이야기한 닭요리 예시처럼 음식의 영양소를 잘 지킬 수 있는 슬로우 푸드 요리법을 권장합니다.

13. 혈관을 건강하게 하려면?
- 일상이 은혜다

'띠띠띠' 울리는 알람 소리와 함께 기상합니다. 아내는 낫토와 발효된 차를 준비해 놓았습니다. 그리고는 손을 뻗어 알람을 끄고 하루를 시작합니다. 사실, 이 짧은 아침의 일상에는 엄청난 기적이 숨어 있습니다. 어떤 과학자들의 말을 빌려보면, 우리 몸에 있는 혈관들의 길이는 지구를 두 바퀴 돌 수 있을 정도로 길다고 합니다. 어떤 방식으로 길이를 계산했는지 알 수 없으나, 이렇게 긴 혈관을 타고, 혈액이 심장이라는 펌프와 근육, 혈관의 운동 등으로 인하여 밤새 순환합니다.[20]

....

20　https://www.everydayhealth.com/news/10-amazing-facts-about-your-blood-vessels/

제 가슴에 위치한 작은 심장은, 긴 혈관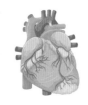
의 거리를 순환시키기에 너무나 작게 느껴
집니다. 그럼에도 불구하고 50년이 훨씬 넘
는 기간 동안 밤새도록 일 분도 쉬지 않고
잘 뛰고 있다는 것입니다. 지금까지 인간이 만들어낸 그 어
떤 모터도 이러한 기능과 내구성을 가지고 있지는 못합니
다. 큰 발전을 이룬 의학으로도 검사할 수 있는 혈관의 길
이는 0.1퍼센트도 채 되지 않습니다.

아침에 심장의 통증 없이(흉통) 기상했다면, 이 긴 혈관
이 막히지 않고, 작은 심장은 밤새도록 자기 역할을 잘 감
당했다는 뜻이니, 이 평범한 일상 역시 기적이라고 말할
수 있습니다. 그렇기 때문에, 왜 또 건강한 하루를 허락하
셨는지는 알 수 없지만, 심장이 뛰게 하시고 호흡이 있게
하시고 아침을 먹게 하셨으니 또 하루를 아름답게 살아야
겠지요.

앞서 말한 이 혈관들이 막히거나 혈액 순환 장애가 발생
하여 사망하는 경우를 '심혈관 질환', '뇌혈관 질환'이라고
합니다. 이는 현대 사망 원인 중 3위 안에 속하는 질환입니
다. 특히 심장 근육에 혈액을 공급하는 관상 동맥이 막히

면, 심근경색과 같은 허혈성심질환으로 이어지게 되며, 뇌혈관이 막혀서 치매 등의 질환을 유발하기도 합니다.

　주류 의학에서는 막힌 혈관 부위를 찾아 스텐트 등으로 뚫어주는 시술을 하고, 기능의학에서는 혈관이 막힌 원인이나 막은 물질을 찾아 근원적인 치료를 하고자 합니다. 0.1%의 혈관 정도밖에 찾지 못하는 현대 의학을 고려해보면, 막힌 곳만 치료해서 건강을 되찾게 되기를 기대하는 것보다는, 기능의학을 통한 혈관 질환 치료가 더 효과적일 것이라 생각합니다.

　혈관을 건강하게 하는 '킬레이션'과 같은 치료와 함께, 혈관에 쌓인 산화 물질들을 제거할 수 있는 셀레늄, 오메가3, 코큐텐, 유산균과 같은 항산화 물질을 추천합니다. 셀레늄이 많이 함유된 브로콜리와 오메가3이 많은 들기름과 같은 음식들도 권장해드립니다.

참조

[도서] **기적의 킬레이션 치료법**　E.M 크랜턴 지음 | 박은숙 옮김 | 김영사
[도서] **킬레이션 치료**　김철배 지음 | 신일상사

14. 불임이 은혜다?
- 원인 모를 불임이라면

노아는 불임이었습니다. 499세까지 아이를 갖지 못했는데요. 노아의 아버지 라멕은 182세에 아들 노아를 낳았고, 노아의 할아버지 므두셀라도 187세에 아들 라멕을 낳았으니 시대상이 다르더라도 500세에 자녀를 본 노아는 분명 불임이었습니다. 이 불임의 문제는 노아뿐만 아니라 노아의 세 아들도 대홍수 이후에 아이들을 낳았으니 꽤나 긴 시간 동안 불임이었을 것입니다.

왜 그랬을까요? 추정 하건데 노아가 늦은 나이까지 불임이 아니었으면 자녀가 더 많았을 수도 있고, 아들들이 불임이 아니었다면 손주가 더 많았을 수도 있습니다. 그러면 방주를 만들 인력은 풍부했을 테지만, 방주에서 먹고 살 입이 더 많아졌겠지요. '방주'라는 공간을 생각하면 불임을 은혜라 생

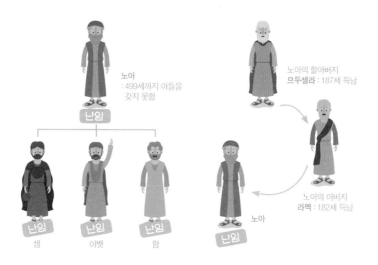

노아
: 499세까지 아들을
갖지 못함

노아의 할아버지
므두셀라 : 187세 득남

노아의 아버지
라멕 : 182세 득남

난임

셈

아벳

함

난임

노아

난임

각할 수도 있을 것 같습니다. 훗날 아브라함도, 이삭도 불임이었습니다. 아브라함의 불임도 육체적인 출산을 더 이상 기대하지 못함으로 전적으로 하나님의 언약을 신뢰하게 된다는 점에서 오히려 은혜일지도 모르겠습니다.

현대에도 불임이 많아지고 있지요. 어느 날 우리 병원에 불임을 고민하는 부부가 찾아오셨습니다. 산부인과 검사에서는 남편과 아내 모두 아무런 이상이 없다는 결과가 나오자, 기능의학으로 방법을 찾고자 하셨는데요. 장시간 이야기를 하다 부인이 결혼 전 서핑을 즐겼다는 것을 알게 되었습니다. 부인께서 아마추어 서퍼이셨는지, 프로 서퍼이셨

느지 질문을 하니, "준프로"라고 답을 하시더군요. 서핑은 보드 위에 서서 강한 물살을 가르며 시원함을 즐기는 스포츠인데요. 보드 위에서 미끄러지지 않기 위해 보드에 납 성분이 들어간 물질을 바르는 것으로 알고 있습니다. 프로 서퍼는 보드와 발바닥에까지 바르는 것으로 알고 있었기에 저는 부인께 그 물질에 대한 검사를 시행할 것을 권유하였습니다. 검사 결과 납 성분이 많이 검출되었고 기능의학 치료로 납을 제거한 후, 임신이 되었다는 초음파 사진을 받게 되었습니다.[21]

임신하게 되면 엄마 몸 안에 있는 많은 것들이 아기에게 이동하게 됩니다. 시한 구절이 생각납니다.

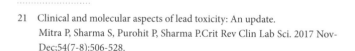

21 Clinical and molecular aspects of lead toxicity: An update.
    Mitra P, Sharma S, Purohit P, Sharma P.Crit Rev Clin Lab Sci. 2017 Nov-
    Dec;54(7-8):506-528.

새끼 몇 배 낳아 젖 빨리다보니,

몸피는 밭아 야위고 육질은 질겨져,

고기 값이 황소 절반 밖에 안되고,

뼈도 구멍이 숭숭 뚫려 우러날 게 없단다.

그랬구나. 평생 정승처럼 눕지 않고,

피붙이 지켜온 어머니,

저렇듯 온전했던 한 생을

나 식빵 속처럼 파먹고 살아온 거였구나.

(손세실리아, 『곰국 끓이는 날』 中)

이 시처럼 엄마에게 있는 많은 것들을 태아가 가져가게 되는데요. 좋은 것도 나쁜 것도 함께 가져가게 됩니다.

여성이 두 번의 출산을 하게 되면 몸 안에 있는 중금속과 노폐물이 이 분의 일로 줄어든다고 합니다. 원래대로라면 태아가 죽거나 기형아가 나오게 되겠지요. 그러나 실제로는 그 확률이 무척 낮습니다. 그렇게 되는 원인으로 두 가지를 생각하는데요. 하나는 독소나 중금속이 태반에서 대다수 걸러진다는 것이고, 또 다른 하나는 하나님께서 불임으로 막고 계신 건 아닐까 생각합니다. 그리고 출산 후 모유 수유를 할 때도 엄마의 체내에 많은 것들이 아이 입으로 들어갑니다. 이것이 엄마가 좋은 음식을 먹고, 해독하고, 평안을 유지해야 하는 이유일 것으로 생각합니다.

원인 없는 불임 가운데 계신다면, 몸 안의 독소나 중금속, 잔류유기용제 등 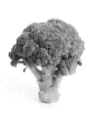을 검사해보는 것은 어떨까요? 중금속 제거에 효과가 있는 것으로 알려진 셀레늄 등을 권합니다.[22]

셀레늄이 가득 들어있는 브로콜리를 드시는 것도 좋은 방법이라 생각됩니다.[23]

22 Rethinking **mercury:** the role of **selenium** in the pathophysiology of **mercury** toxicity.
Spiller HA.Clin Toxicol (Phila). 2018 May;56(5):313-326.

23 Reduction of cancer risk by consumption of **selenium** - enriched plants : enrichment of **broccoli** with **selenium** increases the anticarcinogenic properties of **broccoli.**
Finley JW.J Med Food. 2003 Spring;6(1):19-26.

 참조
[강좌] 종교개혁사   안상혁 교수

15. 비효율의 은혜?

- 테텔라스타이, "다 지불하였다!"

노 교수님이 35년 된 병을 가지고 병원을 찾아오셨습니다. 다른 병원에서 마땅한 치료법이 없다는 이야기를 듣고 오셨는데요. "자세히 보아야 예쁘다, 오래 보아야 사랑스럽다"라는 나태주 님의 시처럼 자세히 오래 살펴보니 생각보다 쉬운 병이었습니다. 며칠 동안 치료하였고, 대부분 증상이 호전되셔서 귀가하셨습니다.

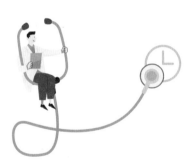

예수님께서 십자가에서 일곱 말씀을 하셨는데요. 마지막 말씀은 "테텔라스타이" 였습니다. 한글 성경에는 "다 이루었다"라고 번역되었으나, "다 지불하였다"라고 해석할 수도 있습니다. 죄의 값을 모두 갚았다는 뜻입니다. 제가 행한 죄의 값을 대신 지불하시려고 당신의 생명을 주셨다는 뜻입니다. 연봉 1억인 사람이 연봉 1,000만원인 사람을 대신하는 것도 비효율일 것인데, 피조물인 인간을 대신 하기 위해서 창조주이신 하나님께서 대신하셨기에 엄청난 비효율입니다. 유한을 대신하여 무한께서 죽으셨으니까요. 교회에 다니는 사람은 이 비효율의 은혜를 입은 사람입니다.

세상은 효율을 따집니다. 작은 비용으로 큰 성과를 얻어야 하고, 작은 투자로 큰 결과물을 얻어야 되기에 비효율의 은혜 대신, 합리성과 효율성을 따지고 있습니다. 병원도 마찬가지입니다. 짧은 시간에 환자분을 진료해야 수익이 남고, 환자 한 사람을 오랜 시간 진료하면 병원이 망할지도 모릅니다. 앞서 소개했던 노 교수님을 진료하는 과정에서는 자세히 오래 보아야 했기에 효율을 생각하면 비효율이었습니다. 적게는 1회 치료에 30분에서 1시간까지 시간이 걸렸기 때문입니다.

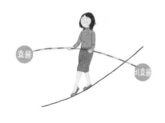

성경에 '항변'이라는 단어는 베드로가 십자가에서 죽으실 것을 말한 예수님에게 그렇게 하지 말라고 꾸짖었다는

이야기에 사용되는데요. 어느 날 저에게 병원 직원들이 항
변하였습니다. "원장님 이렇게 하면 병원 망해요. 재료비가
O만원이 넘는데 O천원만 받으면 병원 경영이 힘들어집니
다. 기다리는 분이 많고, 그냥 가시는 분도 많은데, 너무 오
랜 시간 진료하시면 곤란하지요."라고 항변하였습니다. 저
는 이렇게 답을 하였습니다. "저의 진료 방식이 비효율인
것은 압니다. 그러나 개원한 지 20년 가까이 되었으나 직원
들의 급여와 제약회사 결제, 건물 임대료를 밀려 본 적이
없습니다." 혹 직원들이 걱정해주신 것처럼 망할지도 모르
지요. 그러나 아벨의 죽음을 생각해보면, 세상에서는 예배
때문에 죽은 것이지만, 영적으로는 낙
원에 제일 먼저 들어가는 영광을 얻
었습니다. 저는 비효율의 은혜를
입은 자이기에, 비효율의 삶을 살
아가려 합니다.

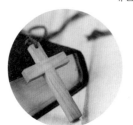

참조
[설교] 다 이루었다 신창옥 목사
[영상] 유튜브 - 이운연TV [일곱번째 설명충만] 시몬Bad로 - 베드로의 고백'

16. 초고도 기술로 지은 건축물 파괴하기?
- 인체구조의 신비와 거북목

고도 기술의 건축물들

이집트 '기자'에는 '7대 불가사의'라고 알려진 구푸 왕의 피라미드가 있습니다. 쿠푸왕의 피라미드는 높이가 146m인 아름다운 삼각뿔 모양인데요. 사실 처음부터 이런 아름다운 모양의 피라미드를 만들 수 있었던 것은 아니었습니다. 여러 시행착오를 거치며 굴절 피라미드라고 알려진 실패한 피라미드를 만들기도 했습니다. 쿠푸 왕의 피라미드는 경사각이 51도로 깔끔한 선을 만든 피라미드인데 굴절 피라

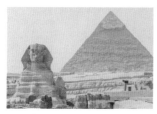

이집트 기자에 위치한 대피라미드

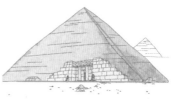

쿠푸 왕 피라미드의 특별한 각도 51도 52분

미드는 각도를 더 높여 쌓으려다 피라미드가 하중을 견디지 못하자 중간지점부터 경사각을 줄인 울퉁불퉁한 피라미드가 되었습니다.

그리고 고대의 비싼 건축물인 지구라트가 있는데요. 건축물의 경사각은 높았지만 높이 쌓아 올리지는 못했습니다. 그 시대 기술력의 한계인 것이죠. 그렇다면 피라미드나 지구라트보다 이전 시대에 만들어진 바벨탑은 어떤 모양이었을까요? 지금 우리가 흔히 보는 바벨탑의 상상도와 같았다

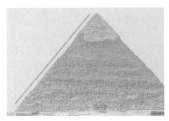
쿠푸 왕의 피라미드-깔끔한 직선 모양

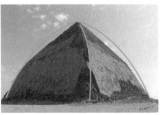
굴절 피라미드 - 울퉁불퉁한 모양

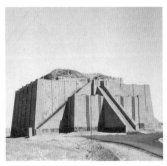
지구라트

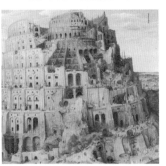
바벨탑 상상도

면 굴절 피라미드처럼 실패작이 되었을 것이라 생각합니다.

또 유럽에 있는 '판테온'이라는 만신전을 본 적이 있습니다. 판테온은 둥근 돔 형태의 건축물입니다. 높고 둥근 모양을 내기 위해 천장은 무척 얇고 가벼운 물질로 구성되었습니다.

판테온의 기본 구조는 '아치'입니다. 판테온 이전의 건물들처럼 기둥과 기둥과의 사이를 아치 형태로 택하지 않았다면 판테온의 내부는 고대의 건축물처럼 온통 기둥으로 가득 차 있을 것입니다. 기둥 대신 아치를 선택함으로서 내부에 공간을 둘 수 있었습니다.

현대에는 기술이 발달하여 초고층 주거용 건축물이 만

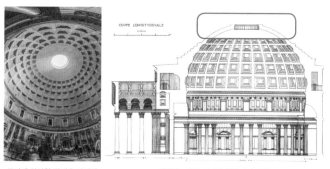

로마에 위치한 판테온 만신전   판테온 - 얇고 가벼운 건축자재 사용

들어지고 있는데요. 기준은 세 가지입니다. 1) 100m 이상일 것 2) 주거용일 것 3) 주거용 면적이 바닥 면적의 일정 부분 이상일 것. 쉽게 말하면, 초고층 주거용 건축물은 100m 이상 되는 8등신의 주거용 건물이어야 합니다. 피라미드는 내부 공간이 거의 없어 주거용이 아니고, 바닥 면적이 높이보다 길어서 8등신이 아니기 때문에, 현대 초고층 건물의 기준에 부합하지 않습니다. 지구라트와 바벨탑의 상상도 역시 부합하지 않습니다.

기술이 좀 더 발전하여 만들어진 건물로 싱가폴의 마리나베이샌즈가 있습니다. 이 건물은 일반적인 방식으로 건축할 수 없어서 현수교의 기법을 이용하였습니다. 현수교는 양쪽 언덕에 줄이나 쇠사슬을 건너지르고 거기에 의지

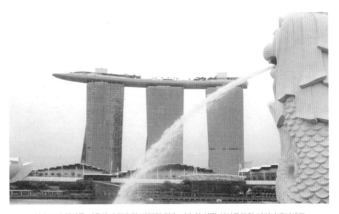

현수교의 원리를 이용하여 건축한 발전된 건축 기술의 상징 싱가포르의 마리나베이샌즈

현대인을 위한 기능의학 건강관리 20주제

하여 매달아 놓은 다리인데요. 마리나베이는 현수교의 원리를 이용해서 건축하였고, 그 결과 최상부에 수영장을 만들 수 있었습니다. 최상층에 무엇인가 올려놓을 수 있었던 것입니다.

초고도 기술의 건축물- 사람

인체의 골격을 생각해보면, 초고층 건물보다 더 뛰어난 기술이 들어가 있습니다. 8등신인 사람은 작은 바닥 면적에 높이가 일정부분 이상입니다. 그리고 몸 안에는 장내 미생물, 폐, 심장을 안전하게 보관하고 있지요. 두개골의 무게는 5kg 정도가 되니, 체중의 7~8% 정도가 됩니다. 건물에

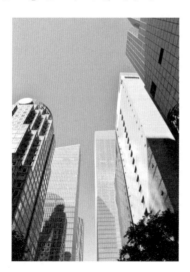

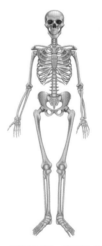

두개골의 무게 = 체중의 7~8%

두개골을 비교해보면 초고층 빌딩 최상부에 아주 무거운 센터를 올려놓은 것과 같습니다. 앞서 말한 판테온과 많이 비교되지요. 더군다나 인체는 고정된 건물이 아니라 움직일 수 있어야 하기에 초고층 건물과 마리나베이와도 비교할 수 없는 기술력이 필요합니다. 연구를 계속해보니 텐세그리티 기법으로 인체가 만들어졌을 것이라고 추정하고 있습니다. 텐세그리티는 긴장 상태의 안정성이라는 의미로 마치 떠있는 듯한 디자인이 특징입니다. 인체의 무거운 두개골도 이런 원리로 유지되고 있을 것이라 추정해봅니다.

창조주께서는 인간의 몸을 잘 만들어 놓으셨지만, 인간은 인체라는 건축물을 망가뜨리고 있습니다. 특히 현대인의 대부분이 거북목 증상을 보이는데요. 거북목은 잘못된 자세가 습관화가 되면서 경추뼈가 C자형에서 일자 형태로

목의 각도와 목뼈가 받는 하중

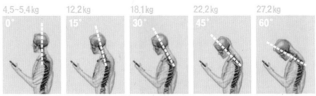

Assessment of Stresses in the Cervical Spine Caused by Posture and Position of the Head
Kenneth K. Hansraj, MD, Chief of Spine Surgery , New York Spine Surgery & Rehabilitation Medicine, New York

현대인을 위한 기능의학 건강관리 20주제

바뀌게 되는 것입니다. 몸의 중심 위에 두개골의 중심이 있어야 하는데 거북목이 되면 두개골의 중심이 몸 앞으로 쏠리게 되어 몸의 여러 근육이 무리한 힘을 받게 됩니다. 인간이 만든 건축물이었다고 생각해보면, 이미 오래전에 무너졌겠지요. 거북목의 원인은 장시간의 스마트폰 사용과 불안정한 자세로 모니터 작업을 하는 것 등으로 알려져 있습니다. 스마트폰의 과도한 사용으로 거북목을 만들고 인체의 밸런스를 무너뜨리는 것 역시 창조 질서에 어긋날 것이라 생각합니다.

치료법은 있을까요? 기본적으로 스마트폰 사용 시간을 줄이고, 모니터 높이를 눈높이에 맞추어 사용하는 것과 계단을 오를 때 발바닥의 1/3을 사용하는 방법도 있습니다. 발바닥 앞쪽 1/3을 사용하면 종아리 근육이 발달하고 종아리 근육이 발달하면 앞 허벅지 근육이 발달하여 엉덩이 근

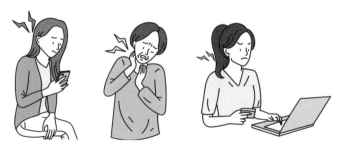

장시간의 스마트폰 사용 & 잘못된 자세 & 장시간의 모니터 작업

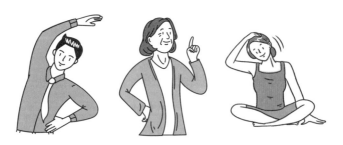

1. 장시간 스마트폰 사용을 피하기
2. 바른 자세를 유지하며 모니터와 눈높이 맞추기
3. 장시간 업무가 지속될 경우, 틈틈히 스트레칭 하기

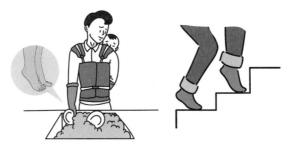

4. 발 뒤꿈치를 드는 운동을 하며 설거지 하기
5. 발바닥의 1/3을 사용하여 계단 오르기

육, 복부 근육, 승모근이 차례로 밸런스를 찾아 거북목이 치료 됩니다. 설거지를 하는 순간에도 발 뒤꿈치를 드는 운동을 하시고, 장시간 책상에 앉아 공부하거나 책을 볼 때 중간 중간 스트레칭을 해주는 것도 도움이 됩니다.

17. 마땅한 치료법이 없다면?

- 코로나 치료법

둘째 아이가 해외에 있는 대학에 합격하였습니다. 며칠 후 출국해야 하는데요. 아마도 일 년 이상 해외에 있어야 할 듯합니다. 기능의학을 하는 아빠로서 아이에게 항 코로나 물건들을 챙겨줍니다.

1. 마스크

2. 비타민C,D

3. 비타민B군

4. NAC (글루타치온의 전구물질)

5. 오요드, 아연

6. 캐롤에프 (속효성 해열진통제)

7. 피라맥스

이외에 챙겨주고 싶으나 국외 반출과 해외 반입이 곤란

하여 챙겨줄 수 없는 것들이 있습니다. 사이모신 알파, 태반주사, 치옥트산 주사 등입니다. 국내의 경우 코로나 사망률이 5%가 되지 않고 확진되지 않는 환자분들까지 생각한다면 2~3%일거라 생각됩니다. 누군가는 2%에 들어가고 누군가는 98%에 들어간다는 뜻입니다. 후자가 되려면 면역상태가 좋아야 하고 바이러스 질환에는 비타민C와 D가 전통적인 치료제였기에 이와 같은 물질들을 준비하여 아이 여행 가방에 챙겨 주었습니다. 코로나 진단과 치료는 아직

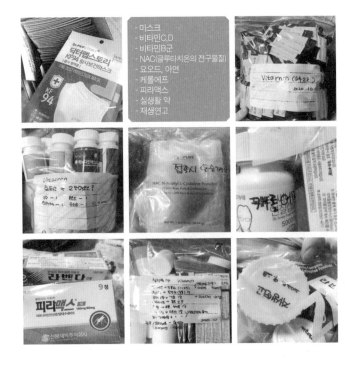

현대인을 위한 기능의학 건강관리 20주제

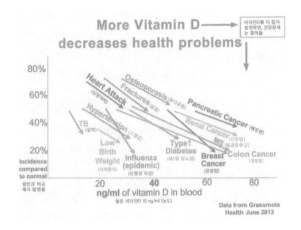

미완성이기에 참소만 하시면 좋을 것 같습니다.

　진료 현장에서는 마땅한 치료법이 없는 경우도 있습니다. 지금은 대학생인 큰아이가 요람에 있을 때 결핵 진료소에서 근무하였는데요. 결핵 환자가 오면 객담을 받아 결핵균을 배양한 뒤, 여러 항생제를 투여하여 반응하는 약물만 골라서 투약했습니다. 어느 날 모든 결핵약에 저항하는 환자분이 오셨습니다. 의학 용어로 '다약제내성'이라고 하는데요. 쉽게 말하면, 치료제가 없는 상태입니다. 경험 없던 저는 멘붕에 빠져 이전에 선배들은 다약제내성 환자를 어떻게 치료했는지 알고자 오래된 진료 기록부를 뒤져보기 시작했습니다. 밤새 뒤져보다 발견한 처방전에는 '햇빛을 쏘일 것', '고추를 먹일 것', '물고기 내장을 먹일 것' 등이 적혀 있었습니다. 아마도 햇빛을 통하여 비타민D를 생성하고, 고추 속의 면역을 높여줄 성분들을 기대하고 또 물고기 내장 속의 비타민D를 고려한 처방이었을 듯합니다. 그 환자의 진료가 계속된 것으로 보아서 돌아가시지 않았음을 알 수 있었습니다. 이처럼 마땅한 치료법이 없을 때, 의사들은 환자의 면역으로 돌아가는 방식으로 치료하고자 하였습니다. 시대가 바뀌어 이 시대에는 코로나가 그 시대의 결핵과 같은 존재가 되었으나 '면역에 대한 기본 개념은 변하지 않았다'고 생각합니다.

* 사족 : 코로나 바이러스로 인하여 주류 의학보다 기능의학이 진리에 더 가깝다는 사실이 드러날 수 있으면 좋겠습니다.

18. 하나님께 영광을
돌릴 수 있는 방법은?
- 경향성 바로잡기

저는 아내를 기쁘게 해주려 노력합니다. 왜냐하면 한 몸인 아내가 기쁘고 행복하지 않다면 저에게 또한 기쁨을 주지 못하기 때문이지요. 그래서 아내를 건강하게 하고 기쁘게 하고 행복하게 하려고 저는 마시지 못하는 커피를 공부하기도 했습니다. 아내가 행복하면 결과적으로 저도 행복하기 때문입니다. 그렇기에 부부는 한 몸입니다.

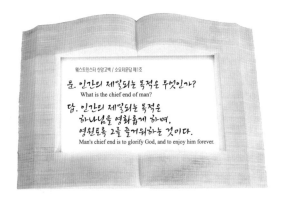

개혁교회의 소요리문답 1문에 의하면, 인생의 목적은 '하나님께 영광을 돌림'입니다. 하지만 자체적으로도 충분히 영광이신 하나님은 피조물로부터 영광을 받으실 분이 아닙니다. 그렇다면 어떻게 피조물이 하나님께 영광을 돌릴 수 있을까요? 그것은 바로, 하나님을 진정으로 즐거워하고 기뻐하고 감사하는 것입니다. 이러한 인생의 모습이 하나님께 영광을 돌리는 구체적인 모습입니다. 하나님을 영화롭게 하는 것이 바로 인간 자신의 즐거움이고 기쁨이고 행복입니다. 하나님과 인생이 연합되어 하나 되었을 때만 가능한 일입니다.

이처럼 우리가 좋은 먹거리, 바른 먹거리, 창조 질서에 맞는 먹거리를 선택하고 나쁜 먹거리를 배격함으로써 우리의 장 안에 있는 미생물들을 기쁘고, 행복하게 하면, 장내 유익한 미생물 균주가 힘을 얻게 될 것입니다. 이들은 비타민을 생성하고 행복하게 되는 물질을 만들어 내면서 결국은 한 몸인 우리를 건강하고 행복하게 만들 것입니다. 우리가 생육하고 번성해야할 것은 보이지 않는 유익한 장내 미생물의 세계일지도 모릅니다.[24]

....

24 Multiple levels of the unknown in microbiome research Andrew Maltez Thomas & Nicola Segata *BMC Biology* volume 17, Article number: 48

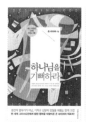

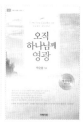
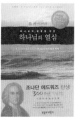

하나님을 기뻐하라
- 존 파이퍼

개혁파 신앙이란
무엇인가?
- 마시타 요시카즈

오직 하나님께 영광
- 박순용

천지창조의 목적
- 조나단 에드워드

'경향성'이라는 말이 있습니다.

아래 책들은 저의 생각에 낳은 노움을 주었습니다.

『오직 하나님께 영광』 – 박순용

『천지창조의 목적』 – 조나단 에드워드

『개혁파 신앙이란 무엇인가』 – 마키다 요시카즈

『하나님을 기뻐하라』 – 존 파이퍼

이 책들을 읽고 생각하게 된 것은, 타락한 본성을 내버려 두면 점점 더 악으로 치우치게 된다는 사실입니다. 하지만 지금 죄 가운데 있을지라도 하나님의 선하심과 영광을 맛본 사람은 하나님을 기쁘게 하려는 경향이 드러나게 됩

. . . .

(2019)

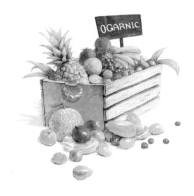

타락한 본성을 내버려 두면
점점 더 악으로 치우치게 됩니다.

하지만 지금 죄 가운데 있을지라도
하나님의 선하심과 영광을 맛본 사람은
하나님을 기쁘게 하려는
경향이 드러나게 됩니다.

이것을 '경향성'이라고 합니다.

니다. 이처럼, 장내 유해균이 많은 경우는 그들이 원하는
먹거리를 탐닉하기 때문에 후라이드 치킨, 탄산음료, 라면,
트렌스 지방 등 창조 질서에 위배된 먹거리를 원하게 됩니
다. 반대로 장내 유익균이 많은 경우는 자연스럽게 유기농,
non-GMO, 된장, 청국장, 발효음식, 효소 등등 창조 질서
에 합당한 먹거리를 원하게 됩니다. 현재 몸의 건강여부를
떠나, 이 경향성을 바르게 바꾸는 것이 내가 건강하고, 기
쁘고, 행복해지는 첫 걸음이 됩니다. 그리하여 결국에는 하
나님을 기뻐하는 모습이 되며, 더 나아가 하나님께 영광을
돌림이 된다고 생각합니다. 그러므로 성경은 먹든지, 마시
든지, 무엇을 하든지 다 하나님의 영광을 위해서 하라고 말
씀합니다.

19. 환자의 책임과 의사의 책임은?
- 의사를 분별하는 조건

한국에서 어느 지역을 가도 교회의 붉은 십자가 표시를 보는 것은 어렵지 않은 일입니다. 수많은 교회들이 있는데요. 하지만 말씀을 바르게 선포하지 않으면 아무리 교회 간판이 붙고 십자가가 걸려있어도 진정한 교회가 아닙니다. 따라서 대한민국에서는 교회를 잘 선택하는 것이 매우 중요합니다. 성도로서 교회를 분별해야 한다는 의미입니다.

진정한 교회인가를 분별하는 조건은 다음과 같은 것들입니다.

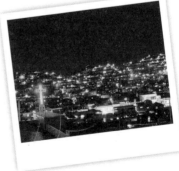

1. 선포되는 말씀이 기독교회의 역사적인 배경이나 신앙고백과 일치하는가?

2. 오직 성경을 말하는가?

3. 전체 성경을 말하는가?

4. 칭의와 성화를 구별하고 구분하고 연결하는가?

5. 율법과 복음을 선포하는가?

6. 성도로 하여금 영원을 보게 하고 나그네로 살게 하는가?

7. 말씀을 전하는 목사님과 제직들이 그 말씀대로 살아가려 하는가?

신자가 교회를 분별하듯이, 환자로서 병원과 의사도 분별해야 합니다. 많은 부류의 의사가 있는데요.

1. 강도 목사와 같은 강도 의사가 있습니다.

2. 삯꾼 목사와 같은 삯꾼 의사가 있습니다.

3. 다윗과 같은 목자와 의사도 있습니다.

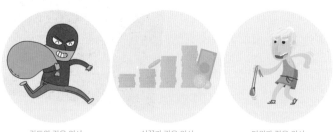

강도와 같은 의사   삯꾼과 같은 의사   다윗과 같은 의사

4. 주님과 같은 목자는 계시겠지만, 주님과 같은 의사는 없다고 생각합니다.

병든 환자를 돈으로 보거나 자신의 명예를 드높이는 수단으로 보는 의사는 강도와 같은 의사라고 생각합니다. 주어진 규정대로 3분 진료, 5분 진료하는 의사는 삯꾼일 가능성이 높겠지요. 지금 시대는 짐승이 양을 물고 갈 때 추격하여 양을 살려내는 목자나 의사는 희귀해졌습니다. 자신의 생명을 다 드려가며 환자의 생명을 살리는 예수님 같은 의사는 기대할 수 없겠지요.

시스템에 의하여 버려진 환자들이 있습니다. 중증 외상환자도 버려졌다고 생각합니다. 이 분들을 진료할 때 많은 의료 자원이 소요되는데요. 진료 수가는 너무나 저렴하게 책정이 되어 많이 진료할수록 적자가 나는 상황이어서 경영자의 입장에서는 이런 환자들을 열심히 진료하는 이국종 교수와 같은 사람이 탐탁지 않습니다. 희귀병이나 난치병 환자를 정확히 진료하기 위해서는 30분에서 한 시간가량의 시간이 필요합니다. 그러나 시스템상 주어지는 시간은 5분 미만입니다. 이러한 의료 시스템을 넘어 점심시간에 추가로 진료를 하기도 하고, 환자분의 과거 병력을 집에 가져가 살펴보기도 하고, 치료가 어려운 병의 환자분이 오시면 다음 내원시까지 집에서 공부를 더 하는 의사가 있다면, 삯꾼 보다는 좀 더 나은 의사이겠지요.

'의사가 자신이 이야기 한대로 살아가는가'도 살펴보시면 좋겠습니다. 술과 담배를 끊으라고 권유하면서 자신은 술, 담배를 즐기는 의사라면 저는 믿지 않겠습니다.

신약 성경이 기록될 당시 유대인 그리스도인은 유대교로 돌아가고 싶은 유혹들이 있었다고 합니다. 기독교는 단지 말씀을 듣고 일상적이고 평범한 음식을 나누는 것이 전부인 것처럼 보이는데, 구약의 유대교는 화려한 성전과 화려한 제사장의 복장 그리고 복잡한 제사와 율법이 있어서 체계적이고 신비적으로 보였기 때문입니다. 인간은 어쩔 수 없이 눈에 보이는 것에 유혹되기 마련이지요. 병원을 선택하실 때도 병원 건물의 크기나 화려한 인테리어, 수많은 학위 등에 유혹받을 수밖에 없는 현실입니다.

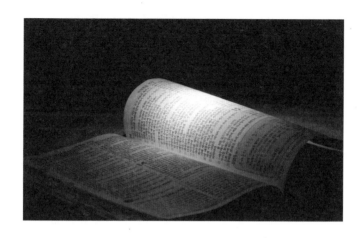

"오늘이 은혜 받을 때"라고 성경은 오늘을 자주 강조하는 것 같습니다. 진료와 치료에도 오늘이 중요합니다. 치매 초기 환자와 치매 10년 된 환자분의 치료는 같을 수가 없습니다. 대부분의 질환은 오늘 검사하고, 오늘 치료해야 예후가 좋습니다. 요약하자면 성도로서 교회를 분별하는 것처럼, 환자로서 병원과 의사를 분별하시어 삯꾼 의사보다는 좀 더 나은 의사를 찾고, 권유한 대로 살아가는 의사를 찾으시고, 오늘이 중요함을 인지하면 좋겠습니다.

참조
[도서] **설교 듣는 법** 김형익 지음 | 두란노

제가 추천하고 싶은 의사 선생님 몇 분이 있습니다. 기능의학자는 포항에 있는 김덕수 선생님(유투브 /닭터덕), 암 치료 의사로 포천에 있는 홍수진 선생님, 통증 치료하는 의사로는 김성곤, 조창식, 하정식 선생님 등 입니다.

20. 기능의학이란?
- 현대의학과 기능의학:
세분화와 유기체, 증상완화와 상태회복

사람들이 저에게 자주 하는 질문에 대한 답입니다.

1. 한의사인가요?

저는 가정의학과 의사이고, 30년 넘은 오래된 친구(오기창 내과 전문의)와 연합하여 시골에서 조그마한 의원을 운영하고 있습니다. 이 친구와 19살에 의대에서 만나서 철없는 시절을 함께 보냈습니다. 그때 어른이 되면 함께 일하며 하나님 나라의 일을 하자고 했었고, 그 언약대로 지금 함께 일하고 있습니다. 지금도 저의 부족한 부분을 오래 묵어 향기나는 친구가 아낌없이 채워주고 있습니다. 저의 절친 가운데 분명 한의사도 있고, 자연치유하시는 분도 있고, 지리산 아래에서 약초로 암을 나으신 분도 있습니다. 한의학도 좋

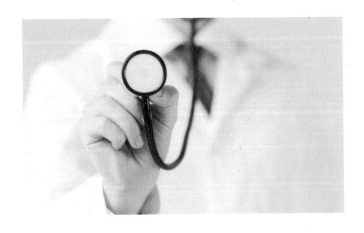

아합니다.

2. 기능의학이란 무엇인가요?

현대의학은 환자와 증상과 징후를 한 사람의 유기체로 바라보지 않고, 장기, 또는 계통으로 조각내어 관찰하는 환원주의적인 의학이라고 생각합니다. 그래서 현대의학은 놀라울 정도로 세분화 되었으나, 한 사람의 환자분이 세 가지 다른 장기 증상으로 병원을 가도 전인적으로 다루지는 않습니다. 예를 들어 눈이 침침하고 피로하며, 허리가 아픈 경우, 안과와 내과와 통증을 진료하는 3명의 의사를 각각 만나고 각각 처방을 받아야 합니다. 그리하여 각 인체의 조각에 따른 지식은 늘었으나, 한 인격체로서 통합적으로 바라보는 시선은 부족하게 되었습니다. 그래서 현대의학과는 다른 방식으로 환자를 통합적으로 바라보려는 시도 중 하나가 '기능의학'이라고 생각합니다.

3. 다 치료되나요?

현대의학은 현상에 대한 치료와 급성기질환에 대한 치료에 큰 유익이 있고, 기능의학은 어떤 질환에 대한 원인을 찾기에 유익합니다. 종종 원인을 찾는 경우, 현대의학에서 치료가 안되는 난치병이나 불치병도 치료가 되는 경우가 있지요. 그러나 원인 찾지 못하는 경우도 많이 있어, 아직은 미완성입니다.

4. 완성된 학문인가요?

기능의학은 '루터 초기'의 상황과 비슷하다고 생각합니다. 루터의 경우, 야고보서를 지푸라기 서신이라고 하였고, 마르부르크 회담에서 츠빙클리와 성만찬에 대한 의견을 나누었을 때 한계를 드러냈습니다. 루터는 분명 로마교회에 잘못된 면을 바로 하고자 옳음으로 나아가려 했으나, 아직 칼뱅은 아니었습니다. 기능의학 역시 루터의 초기일 듯하고 저는 루터와 츠빙클리와 같은 선각자들의 뒤를 따라 간다고 생각할 뿐입니다. 언젠가 의학계에도 칼뱅과 같은 분이 나타나기를 기대합니다. 기능의학, 아직은 미완성입니다.

5. 유기농은 제초제와 같은 농약을 사용하지 않는다는 말인데 불가능하지 않나요?

우리 몸과 장내 미생물이 하나인 것처럼, 나무나 식물도 그 뿌리 주변에 있는 흙 속 미생물들과 하나의 공동체를 구성하고 있다고 생각합니다. 여기에 제초제를 사용하면 잡초의 뿌리만 죽는 것이 아니고 흙 속의 미생물도 다 함께 죽어버립니다. 이런 땅에서 자란 먹거리에는 제초제가 함께 있겠지요.

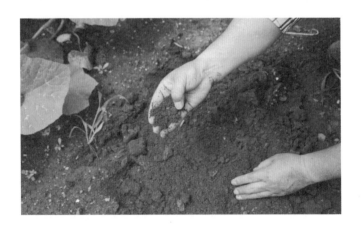

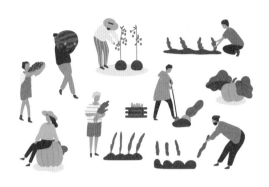

이러한 음식물 속 제초제가 들어오면 우리 몸속의 장내 미생물도 죽게 합니다. 그래서 저는 제초제 없는 농사법이 귀하다고 생각합니다.

"한참 바쁠 때 농부들이 논이 아니라 산에 모여 밥을 푸고 있습니다. 모인 농부들은 하얀 밥을 삼나무 상자에 나누어 담아 산에 오릅니다. 대나무밭 아래 모여 땅을 파고 밥을 묻습니다. 그 위에 종이를 덮고 공기가 드나들 수 있도록 숨구멍을 내고 흙과 낙엽으로 보온합니다. 어떤 농부는 밥만 산에 까는 이도 있습니다. 그러면 산 속에 하얀 밥 길이 생겨납니다."

"농부들은 1주일 뒤 다시 대나무 숲을 찾습니다. 묻어두었던 밥은 형형색색의 곰팡이가 피었고 삭아 뭉개져 있습니다. 이 밥은 대나무 뿌리에 사는 수억 마리의 미생물들이 옮겨와 이루어진 완벽한 생태계입니다. 여기에 설탕을 넣어 버무리면 미생물들이 잠시 잠을 청합니다. 농지로 옮겨와서 물에 개어 희석시키면 잠에서 깨지요. 이때 이 엄청난 미생물들을 농약 대신 뿌립니다.

이런 방법으로 유기농을 고집하시는 분들도 계십니다. "그" 먹거리를 생산해 주시는 분들이 계신다고 생각합니다.

참조

[도서] **흙** EBS 제작팀 지음 | 이태원 감수 | 낮은산

현대인을 위한 기능의학 건강관리 20주제

✚　　　　최진석 원장은 성경에 기초한 신앙의 시각으로 오늘날 건강을 위협하는 문제점을 예리하게 지적한다. 그의 설명을 들어보면 위험요소는 먹거리, 일상용품, 의약품에 이르기까지 우리 주위에 부지기수로 널려있다. 안전지대는 어디에도 없는 듯이 보인다. 하지만 그의 설명을 통해 뭐가 문제인지 아는 것만도 유익하다. 최소한 그런 지식은 우리에게 매사에 조심성을 불러일으키기 때문이다. 그런데 최진석 원장의 책은 신랄한 비판으로 끝나는 것만은 아니다. 친절하게도 그는 우리가 평소에 조금만 관심을 가지면 문제를 풀어낼 수 있는 해결책도 함께 제시한다. 언뜻 보면 너무 쉬운 해결책처럼 보여, 과연 이런 방법으로 될까 고개를 갸우뚱거리게 만든다. 하지만 쉽기 때문에 해볼 만한 일이다. 그리고 심각할 정도로 몸에 이상을 보이던 사람들 가운데 그가 제시한 이런 방법으로 치료의 혜택을 본 사람들이 이미 많다는 사실이 그의 방법을 시도해 볼만한 근거를 제시한다.

　부디 독자는 신뢰심을 가지고 이 책을 읽어 큰 도움을 받기를 바라며, 저자는 앞으로도 계속 연구와 임상을 거듭하여 더 많은 주제를 다루어 주길 바란다.

조병수 | 합동신학대학원대학교 명예교수, 프랑스위그노 연구소 대표

✚ 　　　　이 책은 한 시골 의사의 생명, 의료, 건강, 그리고 삶에 관한 글이다. 저자는 소도시에 소재하는 자그마한 동네 의원에서 일하는 의사이다. 그렇지만 그가 진료하는 의원은 시골병원답지 않게 늘 환자로 북적인다. 전국에서 환자들이 찾아오기 때문이다. 평소 난치 질환으로 고생하는 사람들이 이 의원의 소문을 듣고 찾아와 병이 호전되고 치유되곤 한다. 주류의학이 보지 못한 부분을 찾아서 근원적이고 통합적인 치료를 꾀하는 기능의학의 힘일 수도 있겠지만 그보다는 진정으로 환자를 대하는 저자의 전문성 있는 의술과 그에 대한 환자들의 신뢰로 말미암는 Placebo Effect 때문일 것이다.

이 책은 현대인들이 일상적 먹거리, 섭생 및 생활방식에 대한 분석과 건강 증진을 위한 기능의학자로서의 의학적 지혜와 제안을 담고 있어서, 독자들은 이 책을 통해 자신의 생활 습관과 방식을 한번 돌아보게 되고 건강에 관한 유용한 지식을 얻게 된다. 그리고 책 곳곳에 배어있는 겸손하게 빛나는 건강과 삶에 관한 저자의 신앙적 성찰을 통해서도 독자들은 잔잔한 감동과 함께 지혜를 얻게 될 것이다. 통전적인 건강과 삶을 도모하는 사람들에게는 이 책이 정말 좋은 선물이 될 것으로 의심하지 않는다. 시골 의사의 유기농 건강 지혜를 담은 이 책의 일독을 적극적으로 권한다.

신원하 | 고려신학대학원 원장

✚ 　　　저자와 저는 대학교 동기이며 30년 넘게 절친한 사이로 지냈습니다. 동역하는 마음으로 연합의원에서 함께 근무한 지도 9년이 되어갑니다. 이쯤 되면 눈빛만 봐도 서로를 잘 알만 하겠지만 솔직히 저는 최 원장을 잘 안다고 말하지 못하겠습니다. 그의 비범함 때문입니다. 최 원장은 평생을 일관되게 성실하고 경건한 삶을 살아오고 있습니다. 중심이 흔들림이 없고 겸손한 자세를 잃는 법이 없습니다. 그의 삶의 궤적이 선합니다. 최 원장은 의사로서 자부심이 강합니다. 그 자부심보다 더 열심히 공부합니다. 환자에게 받은 수백 장이 넘는 진료기록부를 밤을 새워 읽고, 논문을 검색하고, 고민하는 것은 그에겐 당연한 일상입니다. 그에겐 재치가 넘칩니다. 참 어려운 문제들을 수없이 해결하는 것을 지켜보면서 하나님께서 최 원장을 무척 아끼신다는 느낌을 받았습니다. 하지만 그가 퇴근하고 어떻게 할지를 알기에 기적이 그냥 이루어진 것이 아님을 압니다.

책 내용은 이해하기 쉽게 써놓았으므로 가벼운 마음으로 읽을 수 있을 것입니다. 그리고 두 번 정도 정독해서 읽는다면 건강의 기본기를 익히기에 부족하지 않다고 자부합니다. 책을 출간한 것에 진심으로 축하를 보냅니다. 그의 탁월함을 생각할 때 더 멋진 책이 연이어 나올 것을 기대합니다.

오기창 │ 참사랑연합의원 내과전문의

✚ 　　　　지난 2019년은 내게 두 가지 점에서 의미 있는
한 해였다. 하나는, 흔히 "육십평생"이라는 표현에 해당하는 회갑
을 맞았기 때문이고, 다른 하나는 이 책의 저자 최진석 집사님을
만났기 때문이다. 그를 만난 날은 정확하게 2019년 1월 9일이다.
나의 모교인 합신의 계절 학교인 "목회대학원"에서 공부하고 있을
때, 최 집사님은 "목회자를 위한 의학 강좌"를 강의하였다. 그날
이후로 나는 최 집사님에게 "붙들린 자"가 되었고, 그렇게 최 집사
님을 만난 것은 하나님의 은혜였다. 나는 지금까지 치료차 70여
차례 이상 만났다.

　　최 집사님은 "목사 같은 의사"이다. 그와 만나 대화를 하다 보
면 종종 목사 같다고 생각하게 된다. 이 작은 책에도 그의 풍성한
성경과 신학지식이 곳곳에 녹아 내려져 있음을 발견할 수 있다. 때
로는 신학자를 방불하게 한다. 그는 특히 개혁주의 신학에 깊은 관
심을 가지고 연관된 수많은 책을 탐독한다.

　　본서는 20가지 주제별 경험과 지식이 간결하고 명료하게 정리
되어 있다. 짧은 시간에 읽을 수 있다. 주제는 의학적이지만 성경
적이고 신학적이기까지 하다. 그러나 어렵지 않다. 특히 크리스천
독자의 고개를 끄덕이게 할 에너지가 담겨 있다. 이 책은 작지만
큰 책이다. 자신 있게 일독(一讀)을 권한다.

김춘기 | 전주미래교회 담임목사

✚　　　　　　이 책은 특별한 책입니다. 저자는 자신에게 주어진 의사라는 직업을 하나님께서 맡겨주신 소명으로 이해하고 그 소명으로 하나님의 영광을 추구하는 신실한 그리스도인입니다. 특별히 저를 포함한 목회자들의 건강을 위한 그의 섬김과 수고는 헤아리기 어려울 것입니다. 이 책에는 어떻게든 자신에게 맡겨진 환자들의 건강을 회복시켜주고 싶어 하는 저자의 간단없는 연구와 노력, 그리고 무엇보다 그의 마음이 담겨 있습니다. 그래서 이 책은 특별합니다. 저자의 바람대로, 이 작은 책이 일일이 그가 만나서 섬길 수 없는 많은 목회자와 성도들은 물론 하나님의 형상으로 지음 받은 모든 사람 특별히 연약한 사람들 모두의 건강을 위해 널리 쓰임 받을 수 있기를 바라며 이 책을 기쁜 마음으로 추천합니다.

김형익 | 벧샬롬교회 목사

✚　　　　　　저자 최진석 원장은 하나님의 영원하신 예정을 따라 구원의 은혜를 아는 분이며 동시에 그 은혜를 따라 이 땅에서 자신에게 주어진 의사라는 은사를 어떻게 감당하며 충성스러운 종으로 살지를 고민한 분입니다. 그래서 철저하게 성경에서 난 개혁신학적인 이해를 따라, 자신이 맡은 환자들과 더불어 이 땅에 함께 하나님 나라를 이루어가는 분들을 위해 20가지의 의학적 조언을

제시합니다.

　책을 읽으며 하나씩 시작하였기에 아직 다 따르지 못하였지만, 시간을 두고 계속 따라가고 싶을 정도로 귀한 조언들이 이 책 안에 보석같이 담겨 있습니다. "요오드, 미생물, 커피와 현미, 달걀, 목살 등" 이 조언을 성실하게 따르게 되면, 비록 우리 곁에서는 코로나 19가 여전히 기승을 부리고 있을지라도, 우리 안에서는 주의 은혜와 더불어 건강에 대한 바른 조언을 따라 이루어져 가는 강력한 면역이 진행되리라고 확신합니다. 우리가 알지 못할 때, 이렇게 귀한 건강 조언을 주옥처럼 준비시켜주신 주님을 찬양합니다.

문정식 | 열린교회 담임목사

✚　　　　　이 책은 매우 재미있고 유익할 뿐 아니라, 무엇보다 건강한 삶의 원리에 대한 새로운 눈을 뜨게 합니다. 특히 저에게 이 책은 우리가 건강을 잃어버리는 근본적 원인이 무엇인지, 그리고 다시 건강을 회복하는 길이 어디에 있는지 가르쳐줍니다. 그런데 이 사실이 저에게 친숙한 복음적 관점으로 읽혔습니다. 그만큼 제게 큰 감동이었습니다. 저자는 제 곁에서 복음과 참 신자의 삶을 가까이 교제하며 세워가는 귀한 동역자 가운데 한 분입니다. 그는 긍휼의 마음을 품고 이웃을 따뜻하게 섬기는 기능의학 의사

입니다. 저자는 늘 하나님의 은혜를 사모하고 받은 은혜를 기꺼이 연약한 이웃을 섬기는 삶으로 열매를 맺는 분입니다. 그는 누구를 대하든지 내 몸처럼 여기는 친절과 사랑이 몸에 배어있고, 그의 형제 사랑은 많은 연약한 이들에게 큰 기쁨과 위로가 되고 있습니다. 많은 분에게 이 책이 소개되어 건강과 행복에 이르는 길이 어디에 있는지 눈을 뜨고, 그래서 창조의 질서 안에 두신 복됨을 회복하는 계기가 되었으면 좋겠습니다.

신창옥 | 진상동부교회 목사

✚　　　『개혁주의 전가교리』 출간에 즈음하여 하나님의 섭리로 만나게 된 이후 가까이 두고 오래 사귄 벗이요 개혁주의 신앙의 동지가 된 최 원장님의 건강 서적 출간을 진심으로 축하하며 다음과 같은 몇 가지 이유에서 이 책을 기쁘게 추천합니다.

첫째, 이 책은 전문의가 쓴 것이지만 의사들만 알아볼 수 있는 어려운 전문 용어들은 최대한 제거하고 누구나 읽고 이해할 수 있을 만큼 매우 쉽게 쓰였습니다. 그런데도 그 내용은 전문적(professional)이며 깊이가 있습니다.

둘째, 이 책은 저자가 질병을 안고 찾아온 수많은 환자를 사랑하는 마음으로 진료하고 치료한 결과물입니다. 목회자에게 영혼

사랑이 목회의 필수조건이듯이 의사에게 환자에 대한 사랑은 진료의 필수 조건입니다. 저자가 한 환자에게 오랜 진료 시간을 투자하는 이유도 여기에 있습니다.

셋째, 저자는 이 책에서 단순히 육체의 질병만을 다루지 않고 도리어 그런 육체의 질병들이 하나님을 대적하고 범죄한 죄의 결과임을 분명히 하며, 그 질병의 유일한 치료책으로서의 예수 그리스도의 십자가 보혈을 증언합니다.

마지막으로 주류의학과 기능의학의 장단점을 소개함으로 주류의학에 익숙해져 버린 우리에게 생각할 거리를 던져줍니다. 그뿐만 아니라 중증 외상 환자를 포함해 현대 의료 시스템상 버려지는 환자의 문제점도 비판하며 의료계의 문제 역시 그냥 지나치지 않습니다.

하지만 이 책의 가장 큰 장점은 우리가 건강에 대해 궁금할 만한 주제인, 오염물질, 요오드의 기능, 미생물의 필요성, 중독, 비만, 소식, 공복, 건강한 식탁과 먹거리, 육식 채식 등에 대해 말하며 생활에서 실천할 수 있는 다양한 정보를 제공합니다.

저자가 추천해주는 대로 우리 몸에 독소를 제거하고, 소식하며, 항산화제를 복용하고, 적절히 운동하며, 범사에 감사하는 생활을 한다면 사는 날 동안 하나님께 영광 돌리는 행복하고 즐거운 삶이 될 것입니다.

신호섭 | 올곧은교회 목사, 고려신학대학원 교의학 겸임교수

✚　　　　　아내가 종합 병원에서 우측 경동맥 100% 막힘과 심장혈관 95% 이상 막혀 급히 수술하지 않으면 위험한 상황이란 진단을 받고 일반 병실에서 중환자실로 옮겼습니다. 심장내과, 심장외과, 신경외과 전문의들로 수술팀을 꾸렸습니다. 3개 과 의사들이 교대로 수술동의서에 서명을 요구하셨는데, 수술 결과에 대한 책임을 묻지 않겠다는 다짐으로 수십 곳에 서명을 하였습니다. 마취 들어가기 한 시간 전에 체온을 점검하였는데 37.6도를 웃돌았습니다. 몇 시간을 기다려도 체온이 내려가지 않았습니다. 이와 같은 현상이 왜 일어났는지 아무도 그 이유를 파악하지 못하여서 수술을 미루게 되었습니다. 다음날 회진 시 날짜를 다시 잡으려는 것을 아내는 수술 포기를 선언하고 퇴원하였습니다.

　그런 중에 인터넷 카페에서 같이 성경 공부를 하던 최진석 님이 의사라는 사실이 기억났습니다. 지푸라기를 잡는 심정으로 전화를 걸었습니다. "한 번 와보세요!" 수화기 너머 먼 곳에서 들리는 음성이 왠지 표류하는 삶에 생명 줄을 잡는 느낌이 들었습니다. 이렇게 하여 최진석 원장님과 만남이 시작되었습니다. 병원에서 발급받은 사진 자료를 정밀히 검토하고 상담을 통하여 내린 결론이 36회 정도 치료받으면 완치는 되지 않더라도 생활에 지장이 없을 정도로 회복할 수 있다는 것이었습니다. 그리고 성경 공부에 도움을 받고 있으니 치료비를 받지 않겠다는 것이었습니다. 그러면 치료를 받지 않겠다고 우겼더니 기본 진료비만 받겠다고 물러서지 않으셨습니다.

처음에는 평균 매주 1회 치료를 받았는데, 놀라운 변화가 일어났습니다. 매일 종합병원에서 제공한 비상약을 혀 밑에 넣어야 하였는데, 8주 후부터는 비상약을 먹는 횟수가 줄어들더니 20주 후부터는 비상약을 먹지 않아도 되었습니다. 초음파 검사를 하니 우측 경동맥이 50% 이상 열렸고, 그 이후 2차 검사에는 65% 열렸다고 오기창 원장님과 최진석 원장님이 기뻐하시던 모습이 지금도 눈에 선합니다. 아내의 상태를 잘 아는 주변 사람들은 수술하고도 병원 진료를 계속 받아야 하는데 수술하지 않고도 더 건강한 생활을 할 수 있다는 것은 기적이라고 하였습니다.

이 모든 과정을 성령께서 인도하셨음을 느끼고 믿으며, 그 중심에 참사랑 연합의원의 최진석 원장님, 오기창 원장님, 그리고 간호사님들의 사랑이 자리하고 있음을 고백할 수 있어 매우 기쁘고, 감사합니다.

이완호 | 코람데오

✚   신학대학원에서 개혁주의 조직신학을 가르치고 있는 사람으로서 최진석 원장님을 안지도 3년쯤 되어가고 있고, 그간에 이러저러한 방식으로 교제를 할 수가 있었고, 어떠한 사역을 하고 계시는지를 어느 정도 알고 있어서 이 책의 원고를 받아

한자리에 앉아 다 읽어내렸습니다. 본서는 일반 독자들의 눈높이 수준에서 쓰인 글이어서 차분하게 읽으면 대체로 잘 이해가 될 것입니다. 물론 이곳저곳에서 언급되는 전문적인 단어나 개념들을 정확하게 알 수는 없겠지만, 그러한 용어들을 매개로 하여 우리의 건강을 해치는 요소들이 무엇이며 어떻게 피해야 하는지를 설명하고 있는 내용이기에 충분히 잘 읽고 유익을 얻을 수가 있을 것입니다.

오늘날은 많이 극복되었다고는 하지만, 한국교회는 영육이원론의 미망에 빠져 영혼은 존귀하고 몸은 하찮은 것이라는 잘못된 사고가 남아있습니다. 특히 목회자들이나 열심 있는 신자들 가운데는 영성훈련이나 영혼을 돌아보는 일에는 많은 시간을 투자하지만, 자신의 몸을 돌보는 일에 소홀하다가 돌이킬 수 없는 질고에 시달리는 경우들이 있습니다. 하나님께서는 인간을 지으실 때 영육 통일체(창 2:7)로 지으셨기 때문에, 영혼과 몸 전인을 잘 돌보아야 할 청지기적인 사명이 있습니다. 이러한 관점에서 최 원장님의 이 소책자는 일반인들뿐 아니라 특별히 기독교 신자들이나 목회자들의 필독서가 되어야 한다고 생각합니다. 추천사를 쓰는 저에게도 역시나 읽고 실천해야 할 내용이 담겨 있었습니다. 많은 독자가 이 책을 잘 읽고, 이해하시고, 그리고 실천해 보시기를 바라며, 그리하여 하나님이 허락하신 전인적인 건강을 누리시기를 바랍니다.

이상웅 | 총신대학교신학대학원 조직신학

✦　　　최진석 원장님 덕분에 건강을 회복한 사람 중의 한 명으로서 원장님의 책을 기쁨으로 추천합니다. 제가 경험한 원장님은 병원을 찾아오는 환자들의 치료 방법을 찾으려 공부하고 연구하는 의사일 뿐 아니라, 완치된 환자들의 감사를 하나님께로 돌리는 겸손한 그리스도인 의사이기도 합니다. 원장님은 '환자들이 스스로 건강관리를 하여 병원을 찾아오지 않도록 하는 것이 목표'라고 입버릇처럼 말씀합니다. 그래서 늘 '창조 질서에 맞는 먹거리를 선택하고 나쁜 먹거리를 배격하라'라고 권면하셨지요. 바로 그 권면의 내용이 이 책에 담겨 있습니다. 이 책에서 창조 질서대로 자신의 건강을 스스로 지켜낼 수 있는 건강한 식생활의 이정표들을 발견하게 될 것입니다.

조상현 | 목양교회 목사

✦　　　저자가 책에서 소개하는 이야기들은 하나님 앞에 신실하고, 생명을 사랑하는 의사가 치밀하게 배우고 연구해서 나온 결과들입니다. 저자의 글들을 기쁨으로 추천하는 이유는 저자의 말을 따라서 몇 가지의 생활 습관을 바꾼 이후로 확연히 건강이 좋아지고 있기 때문입니다. 저자가 미완이라고 부르는 기능의학을 따라서 쓴 글이지만, 저자의 수고가 미완(未完)을 완(完)으로

성장시키는 데 큰 일조를 하게 될 것입니다. 그 길목에서 맺은 한 열매가 바로 이 책입니다.

전문 의학 용어를 피하고, 신앙의 용어들로 쉽게 이해를 도우려는 저자의 친절함이 독자들을 얼마나 배려하고 있는지를 보여줍니다. 하나님을 위해서 자신을 사랑하는 길이 여러 가지가 있겠지만, 그중에서 하나님의 형상을 건강하게 지키는 것도 하나일 것인데, 저자는 바로 그 길을 우리에게 제시해줍니다. 의심을 잠시 내려두고 먼저는 가볍게 읽어보십시오. 그리고 하나님을 위해서 자신의 건강을 챙기는 수고를 해보십시오. 저자의 글이 분명 도움을 줄 것입니다.

황철민 | 전주옛길교회 담임목사

✚　　　2년 전 합동신학대학원대학교 정창균 총장으로부터 귀한 병원장을 소개받았습니다. 참사랑 연합의원의 최진석 원장이었습니다. 환자를 위해 논문을 작게는 수십 편을 많게는 백여 편을 읽고 공부하는 병원장이라는 말을 듣고 하동을 찾아간 발걸음이 지금까지 이르게 되었습니다. 성경에 근거해서 진리를 배우기 원하는 진실한 성도라는 말이 감동이었습니다. 이후로 프랑스 위그노 방문을 함께 했을 때 참 성실한 신자요 의사라는 사실에 감사했

습니다.

이번에 현대인의 건강을 위해 수고하고 애를 쓰며 의료현장에서 환자를 돌본 실제 경험을 책으로 낸다는 소식에 반갑고 즐거움을 금할 수 없었습니다. 아주 짧은 책이지만 글을 읽으면 나도 이렇게 한번 살고 싶다는 생각을 가지게 합니다. 솔직한 표현과 겸손함이 더 마음을 끌리게 합니다. 그리고 아내에 대한 사랑과 가족 사랑은 읽는 사람에게 감동을 줍니다. 커피를 좋아해서 생긴 아내의 골다공증 문제로 고민하다 아내가 커피를 끊을 수 없다는 것을 알고. 오히려 커피를 연구해서 아내를 위해 매일 아침 가장 질 좋은 커피를 내리고 출근하는 낭만주의자이기도 합니다.

그리고 자신의 진료내용과 살고 있는 삶의 면면을 진솔하게 공개하는 것은 의사로서 또 실천하는 한 사람으로서의 자신감이 없다면 어려운 일일 것입니다. 아이들의 신앙을 위해 여름 휴가를 교수님을 모시고 강의를 듣게 한 것은 놀라운 일입니다. 자녀를 위한 신앙의 아버지와 신앙의 남편으로서 역할을 제대로 실천하고 있음을 보여줍니다. 이 모습은 오늘날 예수 믿는 모든 사람에게 큰 도전이 되리라 생각합니다. 어려운 의학적 지식을 쉽게 풀어 전달했기에 이 책을 손에 들고 읽는 순간 마지막 페이지를 읽을 때까지 손에서 놓지 못할 것입니다. 귀한 책을 추천할 수 있어 기쁘고, 하나님께서 지금도 믿음의 사람을 들어 사용하심을 볼 수 있게 해주셔서 감사드립니다.

홍동필 | 전주새중앙교회 담임목사

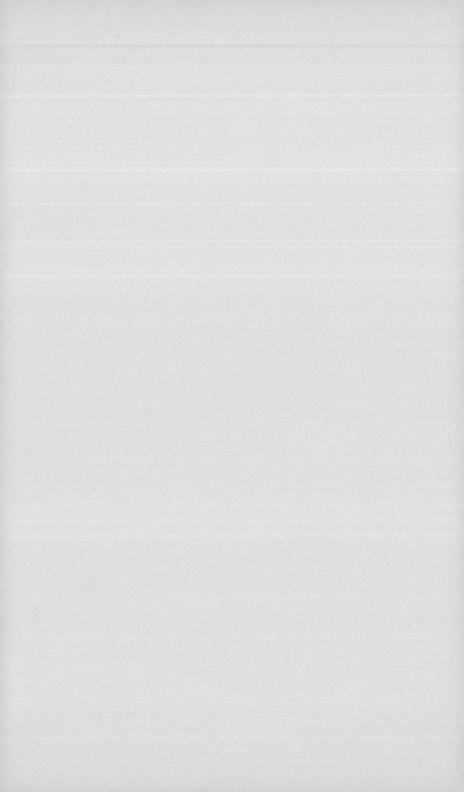